JN245168

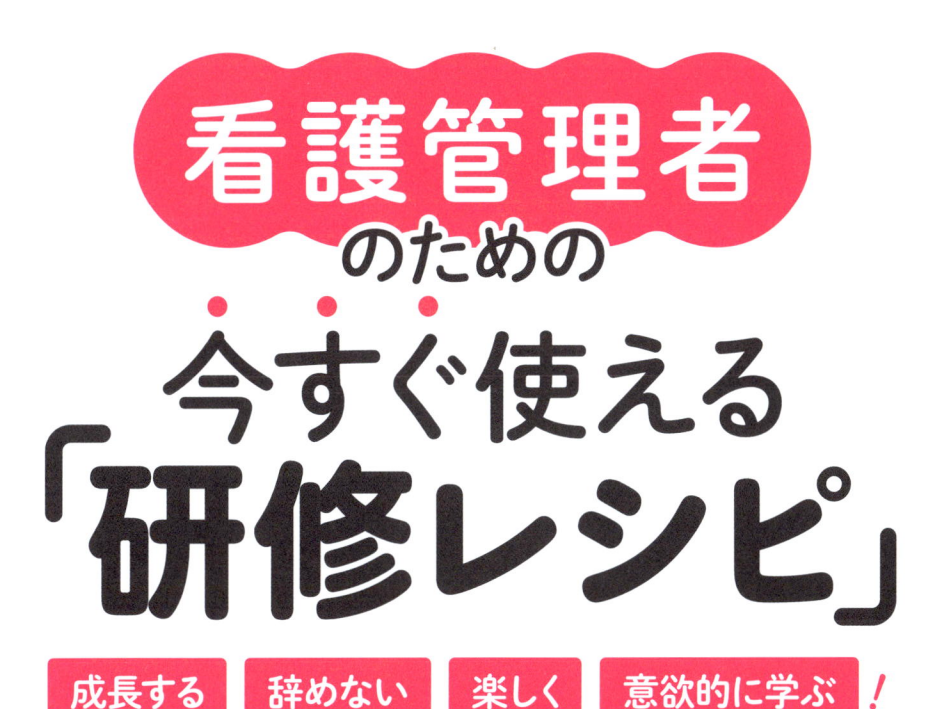

# 看護管理者

## のための

## 今すぐ使える

## 「研修レシピ」

成長する　辞めない　楽しく　意欲的に学ぶ！

編集　内藤知佐子（愛媛大学医学部附属病院）

メヂカルフレンド社

# はじめに

## 成果を上げた"各病院自慢の研修プログラム"が一挙集結！研修担当者の心強い味方となる1冊ができました！

　研修がマンネリ化していませんか？

　研修をブラッシュアップしたい気持ちはあるものの、新しい研修を考える時間的な余裕はなく、良いアイデアも浮かばず、お困りではありませんか？

　そんな皆さまに、朗報です。研修担当者の心強い味方となる1冊ができました。その名も、『看護管理者のための今すぐ使える「研修レシピ」』です。

　全国には、魅力的な研修に取り組んでいる施設が数多くあります。しかし、これまで他施設の研修を知る機会は少なかったのが実情です。看護系雑誌や学会発表などを通じて、断片的にしか知ることができませんでした。そこで、本書では、全国から選りすぐりの研修をピックアップして、明日から使える1冊にまとめました。料理のレシピ本のように、パラパラとめくるだけでも脳が刺激され、新たな研修アイデアが浮かんでくるはずです。

### ◤ 「新人研修」から「管理者教育」まで、全23の研修レシピを収録！

　本書の構成は、全4部となっています。

　Part1は、「新人看護職」を対象にした研修です。

　2010（平成22）年に新人看護職員研修が努力義務化され、各施設においては様々な工夫を凝らして研修に取り組んできました。本書では、基礎看護技術、コミュニケーション、メンタルヘルス、ペアワーク、シリーズ、デジタル教材を活用した研修の一例が掲載されています。また、プラチナナースを効果的に活用した事例も掲載されており、人材活用という点でも参考になります。

　Part2は、「中堅看護職」を対象にした研修です。中堅看護職は、組織の要<sup>かなめ</sup>ともいわれており、看護の質の向上に欠かせない存在です。そして、中堅看護職は、新人看護職を指導する立場にあります。指導者をいかに育てるか、年間を通した取り組みの実際や、離職ゼロにつないだ経緯なども踏まえて掲載されており、長期的な視野で研修を組むことの重

要性も学べる内容になっています。また、中堅看護職の成長には、他者との振り返りが欠かせないともいわれており、難しく感じられがちな臨床倫理についてナラティブを通して互いに学ぶ研修や、診療報酬について学び、自分たちが行っているケアをコストに換算して経済観念も育て、コスト漏れの防止にもつなぐ研修は必見です。

Part3は、「看護管理者」を対象にした研修です。リーダーシップ、マネジメント力、アンガーマネジメント、ハラスメント、倫理的感受性を磨く研修が掲載されています。リーダーの感情は伝染し、業績に影響を及ぼすといわれています。また、非倫理的行動を見逃すと病棟の文化になるともいわれており、リーダーには高い倫理観が求められています。多様性のあるスタッフをどのように育てるか、リーダーの力量が試されている時代だからこそ取り入れたい、必見の研修ばかりです。

最後のPart4では、多職種で取り組むユニークな研修をご紹介しています。「フィッシュ！哲学」を取り入れた多職種合同研修、トヨタ自動車で培ったノウハウを取り入れたQCサークル活動、チームで取り組む意思決定支援、職種を越えて協同して取り組む継続7年目のファシリテーター養成研修会、日々の看護実践を振り返りナラティブを通して発表者も聴講者もつながる・拡がるリフレクションの場にする研修等々、どれも魅力的な研修ばかりです。

ぜひ、一度お手に取っていただければ幸いです。

内藤知佐子

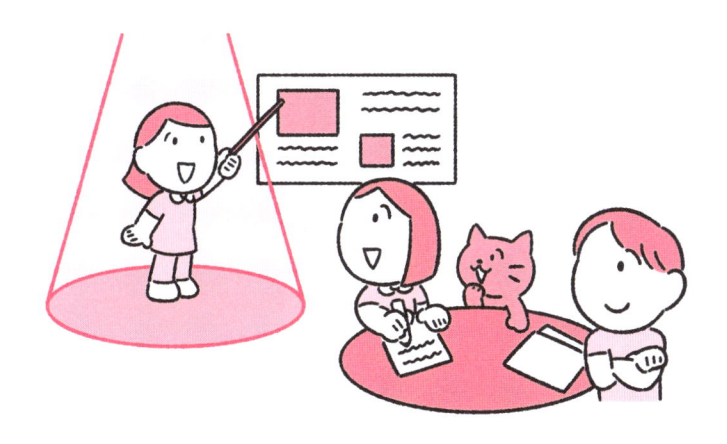

# 目次

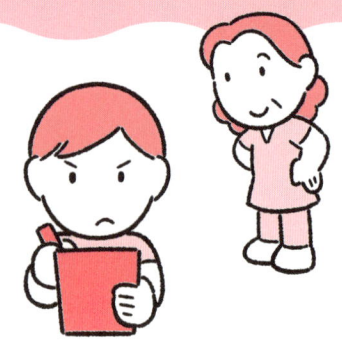

## Part 2 中堅看護職研修
—— 経験を磨き、チームを支える！

## Part 3 看護管理者研修
—— 心理的安全性を育てて、強いチームをつくる

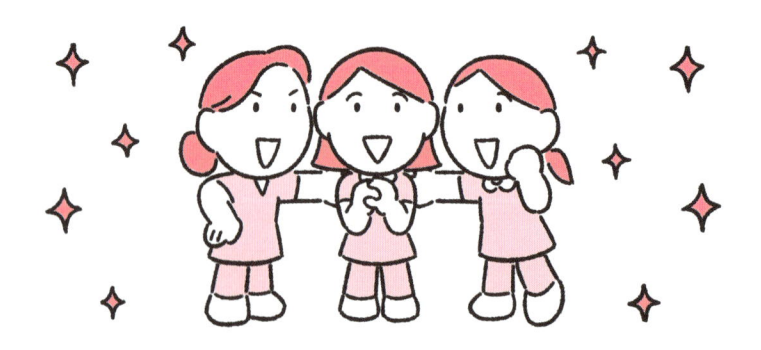

装幀・本文デザイン：岡部夏実（Isshiki）
本文DTP：鎌田俊介（Isshiki）
装画＆本文イラスト：イケマリコ

# 新人看護職研修

## ——支え合い、学び合い、確かな成長へ

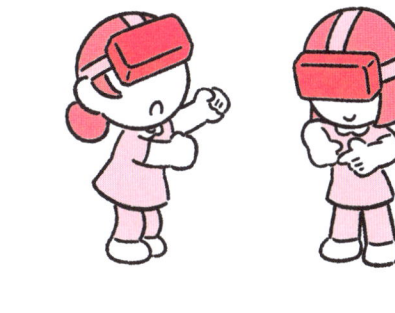
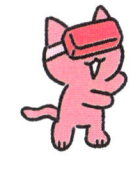
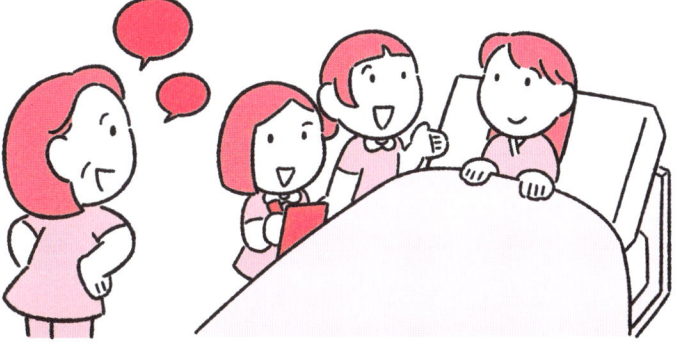

# ① 看護技術習得のモチベーションアップ！「スキルオリンピック」

神戸大学医学部附属病院　三井由紀子

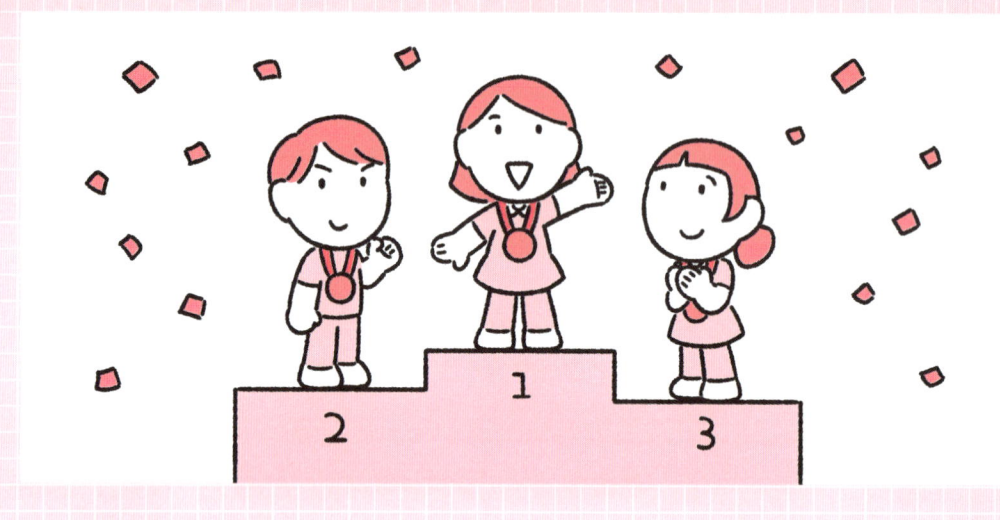

| | |
|---|---|
| **対象** | 新人看護職員 |
| **目的** | 新人看護職員が基礎的看護技術を看護実践に活用できる |
| **目標** | ①新人看護技術チェックリストの看護技術が実施できる<br>②未習得の看護技術について自己課題を明確にできる |
| **病院規模** | 病床数：934床／職員数：2732人（看護師1058人）／看護配置：7対1（一般病棟）（2024年10月現在） |

**この研修のポイント！**

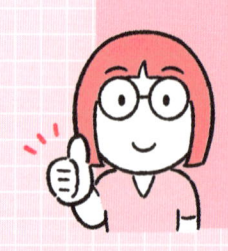

この研修は、11の競技種目を通して新人が自己の課題をとらえられるよう設計されています。チーム格差による不公平感が生じがちですが、個人戦と団体戦の両面で成果を発揮できる機会を設け、課題を見事にクリアしています。また、表彰機会を多く設け、新人のモチベーションを保つだけでなく、指導者も表彰対象とすることで学習者からのフィードバックを得る場ともなっています。企画者の緻密な設計と準備が、この研修を成功に導いています。

**研修のきっかけ** 新人のモチベーションをサポートしたい！

### 病棟での新人の技術評価にも役立つ

神戸大学医学部附属病院（以下、当院）の「**スキルオリンピック**」は、新人看護職員のための研修として、初開催から2023（令和5）年で5年を迎えました。当院の看護部研修のなかでも、他施設や看護学生から高い関心を集めている研修のひとつです。

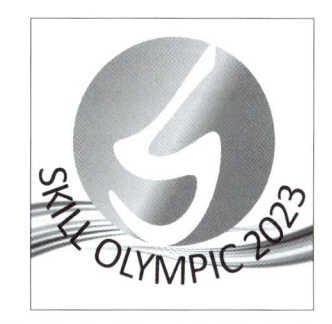

資料1 研修の象徴：スキルオリンピックマーク

この研修を始めたきっかけは、**新人看護職員が「新人看護師技術チェックリスト」にある基本的な看護技術を、モチベーションをもって日々の実践で習得**できるように計画したことからです。

新人看護職員の入職から6か月後、**基礎看護技術（新人看護師技術チェックリスト）評価を行う9月に合わせて開催**しています。これにより、新人それぞれの技術習得状況が明らかになり、病棟での技術評価にかかる時間負担を軽減することにもつながります。また、部署の教育担当者（以下、教育指導者）には審査員として参加してもらい、**競技後のフィードバックを通して新人が自己の課題を発見できるよう支援**します。教育指導者には、新人看護職員の成長を見る機会を提供し、それを部署教育につなげてくれることを期待しています。スキルオリンピックマークは本研修の象徴として、研修全体に一体感をもたらすことを願って作成しました（資料1）。

## タイムスケジュール 研修の計画と準備から当日の流れまで ——あらかじめ決めておきたいこと

### 競技種目の決定と準備

**研修の準備は開催の約5か月前**から取り掛かりました。「スキルオリンピック」の競技種目は、「新人看護師の技術チェックリスト」の入職時（4月）の結果や、看護技術に関連したインシデント情報、前年度の研修評価を参考に、慎重に議論を重ねて決定しました。

入職直後の4月には、看護技術の「タスクトレーニング」を実施しますが、入職から6か月経過した新人には、正しい手順だけでなく手際の良さ（技術と技術のつながりや時間管理）、患者状態の判断、さらに専門職としての姿勢や態度も養ってほしいと考え、臨床実践に即した「**シチュエーショントレーニング**」を企画しました。研修計画書は次ページ表1、評価の視点は表2のとおりです。競技種目は看護技術10種目に、看護専門職として必要な基本姿勢と態度を加えた11種目となりました。

**競技種目は研修当日に受講生に公表**しました。練習時間に対する勤務保障やワークライフバランスの課題がありましたが、事前の想定がその通りにならないのが臨床の現実です。そこで、競技種目を研修日まで公表しないことによって、状況依存的で不確実性の高い臨床場面に類似させつつ、現実のリスクを回避した状況設定で演習を行うことを目指しました。この方法が、知識・技術と臨床をつなぐ段階的な学びの促進につながると考えました。

| 2023年度　新人看護職員研修「スキルオリンピック」 ||
|---|---|
| ねらい | 基本的な看護技術を習得し、看護実践に活用できる |
| 目標 | 1）新人看護職員研修チェックリストの看護技術が実施できる<br>2）未習得の技術について自己の課題を明確にできる |
| 対象 | 新人看護職員　130名 |
| 日程 | 2023年9月11日、12日のうちいずれか1日、13時30分から17時00分 |
| 会場 | 神戸大学医学部附属病院　地域医療活性化センター |
| 指導者 | 教育指導者22名、教育専任職員4名 |
| チーム編成 | 1チーム6~7人（部署混合） |
| 状況設定 | 田辺杉満腹さん（男性88歳）の看護展開<br>既往歴：脳梗塞で右半身麻痺、糖尿病、認知症、高血圧症　胃ろう増設 |
| 競技内容 | 1）競技A（40分）　**患者観察と根拠に基づいた日常生活動作の安全な介助**<br>　①褥瘡管理　②弾性ストッキングの装着　③移乗・移送<br>2）競技B（40分）　**退院支援のための外来部門の知識、感染対策の知識と技術の確認**<br>　④胃ろうチューブ消毒の知識（消毒液の選択と濃度計算）　⑤手指衛生<br>　⑥退院を見据えた看護の知識（入退院支援センター・外来部門クイズ）<br>3）競技C：たすきリレー（80分）**技術の正しい手順、手際の良さ、速さ、看護専門職として必要な基本姿勢と態度**<br>　⑦糖尿病治療の与薬（インスリン皮下注射、内服薬の準備）⑧輸液管理<br>　⑨膀胱留置カテーテル　⑩排泄介助　⑪看護の姿勢態度 |
| 配点 | 競技A：①褥瘡管理18点　②弾性ストッキングの装着20点　③移乗・移送24点<br>競技B：④胃ろうチューブ消毒の知識15点　⑤手指衛生16点　⑥退院を見据えた看護の知識10点<br>競技C：⑦糖尿病治療の与薬26点　⑧輸液管理26点　⑨膀胱留置カテーテル36点<br>　　　　⑩排泄介助18点　⑪看護の姿勢態度15点 |
| 評価方法 | 表2参照 |
| 表彰方法 | 受講者：競技部門賞（各競技1位）、Good Nursing賞（各日1位）、Skill Olympic賞（3部署）<br>指導者：Good Feedback賞（3名） |
| 研修日までのスケジュール | 5月　研修計画の立案<br>6月　競技種目の選定、評価視点の検討<br>7月　各部署の教育担当者（教育指導者、教育担当副看護師長）、看護師長に研修日程の説明と指導者の派遣依頼<br>8月　評価視点の決定、必要物品の準備 |
| 審査員配置 | 競技A：種目ごとに教育指導者1名、皮膚排泄ケア認定看護師1名<br>競技B：教育専任職員2名<br>競技C：種目ごとに教育指導者2名 |

表1　研修計画書の例

| 事例：田辺杉満腹さん　　男性88歳　　既往歴：脳梗塞で右半身麻痺、糖尿病、認知症、高血圧症、胃ろう増設 | |
|---|---|
| 競技A　　テーマ：患者観察と根拠に基づいた日常生活動作の安全な介助 | |
| 1　褥瘡管理 | 褥瘡管理計画書に基づいた褥瘡好発部位の観察、体位変換、圧抜き介助、声かけ |
| 2　弾性ストッキングの装着 | サイズの選択、ストッキング装着中の観察点 |
| 3　移乗・移送 | 移送前の環境整備、車椅子の使用前点検、患者看護師共に負担の少ない移乗 |
| 競技B　　テーマ：退院支援のための外来部門の知識、感染対策の知識と技術の確認 | |
| 4　消毒液の正しい選択と濃度 | 胃ろうチューブ消毒に用いる消毒薬の選択、適切な濃度計算 |
| 5　手指衛生 | 洗い残しのない手洗い |
| 6　クイズ | 外来部門の基礎知識5問、患者支援センターの入退院支援の基礎知識5問 |
| 競技C　　テーマ：技術の正しい手順、手際の良さ、速さ、看護専門職として必要な基本姿勢と態度 | |
| 7　糖尿病治療の与薬 | 皮下注射薬（インスリン）内服薬の6R確実な実施 |
| 8　輸液管理 | 点滴刺入部から輸液ボトルまでのルート観察、刺入部の観察、6Rの確実な実施 |
| 9　膀胱留置カテーテル | カテーテル留置の手順の遵守、挿入中断の判断、清潔操作 |
| 10　排泄介助（おむつ交換） | 排泄物の漏れを予防するおむつの装着、標準感染予防策の実施 |
| 11　基本姿勢と態度 | 看護専門職としての態度姿勢、言葉遣い |

表2　競技種目と評価の視点の例

## 公平なチーム編成がカギ

　チームは22部署の混合で編成しました。特定機能病院の性質上、病棟ごとの専門性が高く、受講者それぞれが入職後6か月で経験する看護技術は一様ではありません。所属病棟によって、OJTで必然的に習得できる技術と、習得する機会が少ない技術があります。公平性を確保するため、チーム間の技術習得レベルの差異を極力小さくする必要がありました。

　受講者全員が負担感なく競技に参加できるように、**競技Aと競技Cは各技術を得意とするチームメンバーの個人戦、競技Bはチーム全員で取り組む団体戦**としました。

　表彰は承認の機会であり、自己肯定感や仕事のモチベーションの向上につながります。そこで、**より多くの参加者に表彰機会を提供**することをねらい、受講者向けに5つの表彰部門、教育指導者向けにコーチングの基本的なスキルを基準にしたひとつの表彰部門を設けました。詳細は表3、資料2のとおりです。複数の表彰部門を設けたことで、受講者の約42%が表彰の機会を得られるように計画しました。

　研修当日のスケジュールは表4のとおりです。

| | 表彰部門 | 表彰対象 | 贈答品 |
|---|---|---|---|
| 1 | 競技部門 A | 各技術の得点上位1位 | 賞品 |
| 2 | 競技部門 B | | |
| 3 | 競技部門 C | 各技術の得点＋リレーの順位の合計上位1位 | |
| 4 | 総合部門<br>(Good Nursing 賞) | 全種目の得点合計＋看護の姿勢態度点数の上位1位 | 表彰状、賞品 |
| 5 | 部署部門<br>(Skill Olympic 賞) | 受講者が獲得した総合部門順位を部署単位で再計算<br>上位3位 | 表彰状、賞金 |
| 6 | 指導者部門<br>(Good Feedback 賞) | 受講者アンケートで選出された教育指導者3名<br>(傾聴の部、承認の部、発問の部) | 表彰状 |

表3　スキルオリンピックの表彰部門と表彰対象、賞品

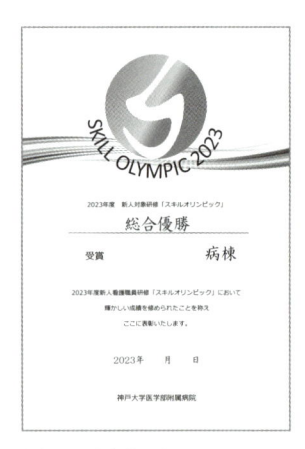
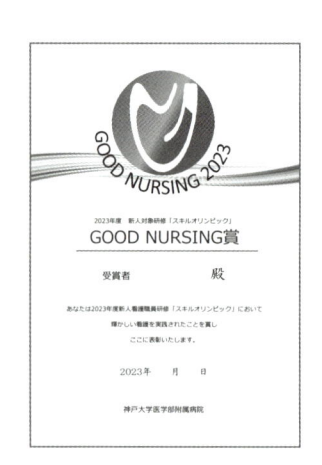
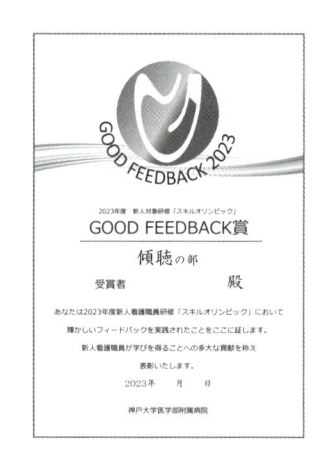

資料2　表彰状の例

| 所要時間 | プログラム | | | |
|---|---|---|---|---|
| 15分 | 応援メッセージビデオ上映、オリエンテーション、準備体操、選手宣誓 | | | |
| 15分 | 作戦会議 | | | |
| 40分 | グループ1～5 | | グループ6～10 | |
| | 競技A | 競技B | 競技C（たすきリレー） | |
| 40分 | 競技B | 競技A | | |
| | 休憩・移動 | | | |
| 40分 | グループ1~5 | | グループ6~10 | |
| | 競技C（技術リレー） | | 競技A | 競技B |
| 25分 | 表彰式・まとめ・後片づけ | | | |

表4　研修当日のタイムスケジュール

## 研修内容 指導者からのフィードバックの時間もしっかり確保

### 「選手宣誓」と「作戦会議」

　研修開始前には、看護部長や病棟の副看護師長からの応援メッセージビデオが上映されました。その後、オリエンテーションを実施し、準備体操と受講生による「選手宣誓」（写真1）で研修がスタートしました。

　オリエンテーションでは、研修目標を伝えるとともに、「正しい知識と手技」「手際の良さ」「患者への配慮」「チームワーク」の4つに留意するよう説明しました。「作戦会議」では、どの種目を誰が担当

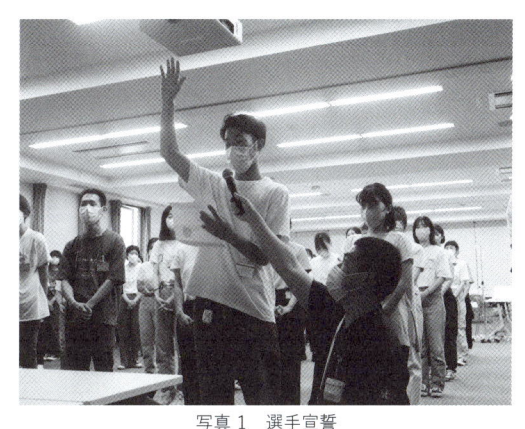

写真1　選手宣誓

するかについてチームで熱心に話し合っていました。

### 競技A：安全に配慮した看護を考える

　競技A（次ページ写真2）のテーマは、「患者観察と根拠に基づいた日常生活動作の安全な介助」です。患者設定から、患者の療養生活を支えるための「安全に配慮した看護」を考えます。

褥瘡管理では、褥瘡対策に関する診療計画書に従い、患者（演習モデル人形）の褥瘡好発部位（仙骨部など12か所）の皮膚状態を観察しました。褥瘡好発部位には、褥瘡「あり」あるいは「なし」というメッセージカードを貼りました。

また、体位変換では、ベッドに臥床している患者役の指導者（皮膚排泄ケア認定看護師）を仰臥位から座位姿勢への体位変換をし、体位変換後の圧抜き介助までを実施。指導者からフィードバックを得られるようにしました。

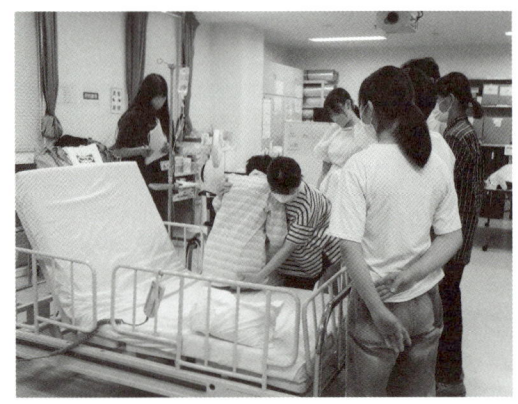

写真2　競技Aの様子

## 競技B：外来部門の知識と感染対策

競技Bのテーマは、「退院支援のための外来部門の知識」、および「感染対策の知識と技術の確認」です。外来部門と入退院支援センターに関するクイズ、胃ろうチューブ消毒のための正しい消毒液の選択と濃度計算、手洗いチェックを行いました。

消毒液選択と濃度計算は、退院支援において患者指導に必要な知識であるため出題しましたが、ほとんどの受講生がこれに苦戦し、チームで協力して解答しました。

## 競技C：たすきリレー

競技C（写真3）のテーマは、「技術の正しい手順、手際の良さ、速さ、看護専門職として必要な基本姿勢と態度」です。

各技術はチームメンバーのなかで得意な人が担当し、終了すると、次の技術の担当者にたすきをつなぐという「リレー形式」で進行しました。実際に受講生の体に布製のたすきをかけました。

この競技に「基本的姿勢と態度」を組み込んだ理由は、速さばかりに注力するのではなく、看護技術が知識・技術・態度の3要素からなることを意識してもらうためでした。

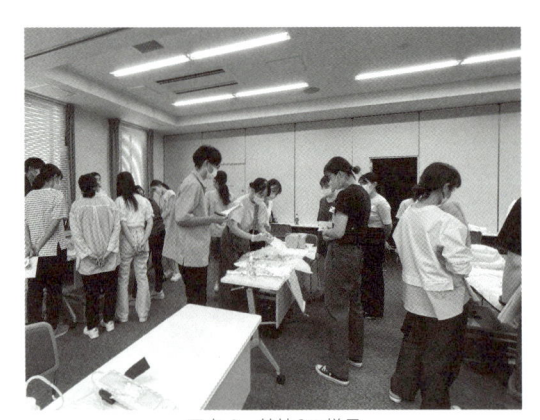

写真3　競技Cの様子

また、この競技で特に力を入れたのは、膀胱留置カテーテルの技術確認です。特に男性患者には、カテーテルを不適切に挿入することによる尿道損傷のリスクがあります。院内

の過去のインシデントや日本医療機能評価機構の医療安全情報を参考にして、尿道損傷が起きやすい状況を想定し、男性型尿道モデルに人工的な狭窄（きょうさく）をつくりました。

カテーテル挿入中に抵抗を感じた場合に、挿入を中断する選択ができるかどうかが評価ポイントとなります。

競技後には**指導者からのフィードバックの時間を十分に確保**しました。受講生は完璧に実施できなかった技術や自分で実施しなかった技術を、指導者の支援を受けながら復習しました（写真4）。

競技の得点はGoogleフォームを用いてWeb上で集計し、競技部門ABCと総合部門（Good Nursing賞）を研修当日に表彰しました（写真5）。

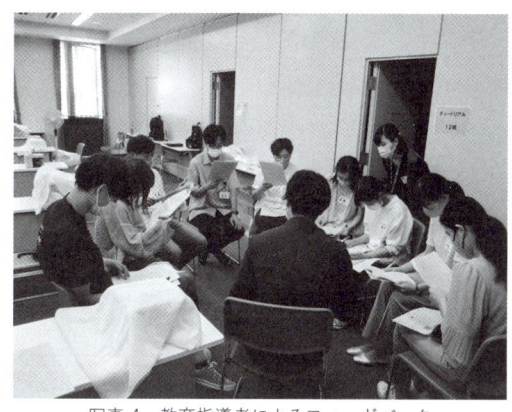
写真4　教育指導者によるフィードバック

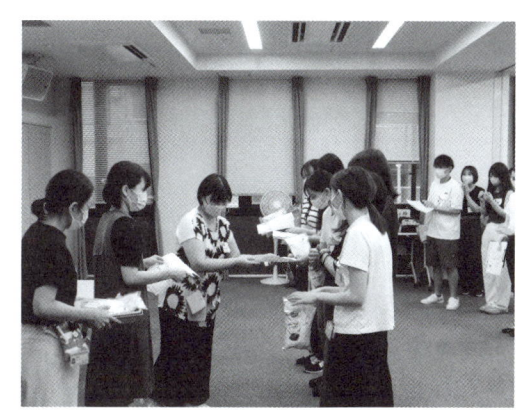
写真5　表彰式の様子

### 🚩 表彰式：指導者部門の表彰も

**部署部門（Skill Olympic賞）**の表彰は、2日間の研修を終了した翌週に行いました。新人それぞれが**総合部門（Good Nursing賞）**で獲得した順位を病棟ごとに平均化し、上位3病棟を表彰しました。表彰式は各病棟を訪問して行いました。

**指導者部門（Good Feedback賞）**の表彰は、受講生の研修後アンケートから選出しました。

「今日の研修において、指導者からのどのような指導やアドバイスが心に残っていますか？　その指導者は誰ですか？」という質問に対する回答で、**指名数が多い上位3名**を選出し、アンケートの内容から**「傾聴の部」「承認の部」「発問の部」**で1名ずつ表彰しました。

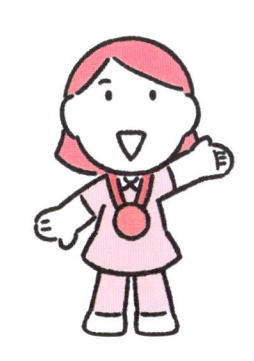

受講生が心に残った指導内容の一部を紹介します。

・わからないことは自己判断せず、先生やリーダー看護師、先輩看護師に確認することが1年目は特に大事だということを教えてくれた
・輸液ポンプ使用時の逆血の確認方法について実演してくれた
・今できていることを褒めていただけた
・自身の行いやすいように物品の配置を整えておく等の準備が、患者にとって安全安楽につながる
・過去のインシデントに基づいたご指導が印象に残りました。どこを誤るとインシデントにつながるかがわかった

## **研修のポイント** 看護師としての"現在の位置"を自覚できる

研修展開のポイントは次の4点です。

①状況依存的で不確実な臨床場面の再現
②看護の基本姿勢や態度を審査対象に
③教育指導者からのフィードバックで自己課題の発見を支援
④楽しんで参加してもらう

　新人看護師は就職後、多くの適応課題に直面します。看護業務、職場環境、社会人としての生活などへの適応が求められるなか、就職後6か月頃はリアリティショックから徐々に回復してくる時期です。この時期に開催するスキルオリンピックは、**看護実践の特徴を再確認し、看護師としての現在の位置を自覚する**だけでなく、**自己の能力や課題に関心を寄せる契機**となります。

　また、チームメンバーの力を借りたり、指導者から支援を受けたりすることは**協同的な学習を促し、学習成果の向上**にもつながります。

## 研修の成果　自己の課題が明確に！

　研修後のアンケートでは、「自己の課題を明確にできたか？」に対し、98.6％の受講者が「非常にそう思う」または「そう思う」と回答しました。「スキルオリンピックで体験した技術を今後臨床で活用できそうか？」には94.6％が「非常にそう思う」または「そう思う」と回答しました。この結果から、本研修の目標は達成できたと評価しました。

　スキルオリンピックで発見した自己課題は、OJTで習得を進めることになりますが、当院では所属病棟で経験の機会が少ない看護技術について「部署外研修」を活用して補っています。卒後2年目までの看護師を対象に、ひとりあたり3日間の勤務保障を行い、技術習得を支援しています。

　たとえば、「膀胱留置カテーテルの挿入」の機会が少ない小児病棟の看護師が、手術室で手術室看護師の指導を受けながら技術を習うといった取り組みを行っています。このように、看護部全体で新人の学習を支援する体制を整えています。

### ま と め ！

今後も当看護実践・教育開発センターは、新人のみならずすべての看護職員に対して、日々の実践に生かせる研修を、院内の教育資源を最大限に活用しながら提供していきます。

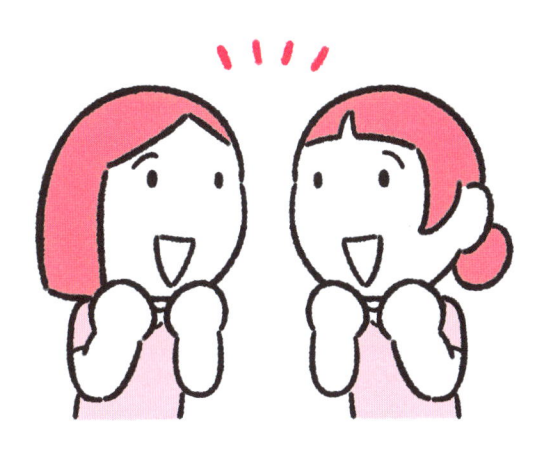

# ②PAナース（プラチナアソシエートナース）を導入！「新人看護職員研修」

鹿児島市立病院　教育委員会

谷口里子・森恭子・隈みどり・岩城輝美・神宮かおり・大迫浩子・三宅美穂

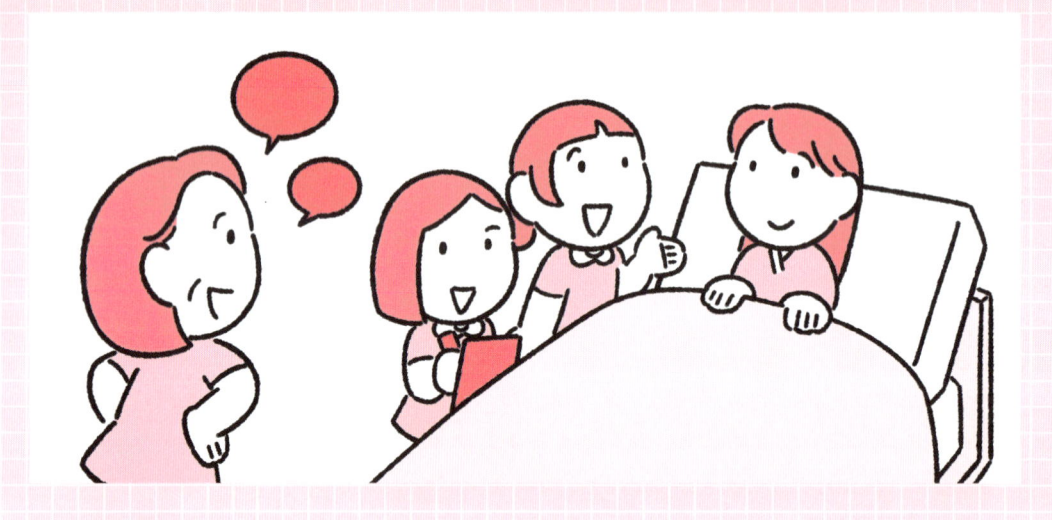

| 対象 | 新人看護職員 |
|---|---|
| 目的 | ①病院の組織機能を理解し、職員の一員としての自覚をもち、看護実践ができる状態になる<br>②看護が確実に安全に責任をもって遂行できるための知識・技術・態度を身につける<br>③新規採用者同士の親睦をはかる |
| 目標 | ①組織の一員としての自覚をもち、職場に早く適応できる<br>②看護職員として必要な基礎看護技術を身につける |
| 病院規模 | 病床数：574床／職員数：1200人（看護師760人）／看護配置：7対1（2022年4月現在） |

## この研修のポイント！

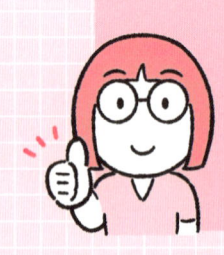

この研修の魅力は、看護・人生経験が豊富なプラチナナースを起用している点です。「プラチナアソシエートナース」の称号付与により役割が明確化され、新人看護職だけでなく実地指導者の身近な相談役としても活躍しています。人員不足や働き方改革で研修を縮小する施設が増えるなか、新人研修は看護の基礎を築く大事な時間です。その時間づくりの工夫と、新人研修と同時に見学機会を設け次世代のリクルートへつなぐ戦略的取り組みは必見です。

**研修のきっかけ** 若手看護師の離職を防ぎ、人員不足の解消へ

### 「新人看護職員の増員計画」と「現場の不安」

日本看護協会の報告では、2022（令和4）年度新卒看護職員の離職率が10.2%と高止まり[1]とあります。また、厚生労働省は2025（令和7）年の看護職員数について、需要の増大を見込んでおり[2]、看護職員の人材確保と職場での定着が課題となっています。**新人看護職員の教育体制の充実を図り、離職を防ぐこと**は、看護人材の確保に大きく影響すると考えます。

鹿児島市立病院（以下、当院）でも、人員不足解消のため、段階的な新人看護職員の増員計画が始まりました。2024（令和6）年度は、前年度の約1.5倍の新人看護職員を受け入れる予定で、これまで以上に手厚く支援できる体制を整え、職員の定着につなげることが必要となりました。

従来、当院では臨床現場で必要とされる基本的な看護技術の演習を、入職時の6日間の集合研修で行い、その後は各部署でのOJT（On the Job Training）教育に任せていました。しかし、人員不足のなかでのOJT教育には限界があり、**新人看護職員の臨床実践能力の習得にばらつき**が生じていました。また、**新人看護職員を支える実地指導者には責任や負担感が大きく、多様な支援が必要**という課題も挙げられました。このような状況で多数の新人看護職員の受け入れに不安が増していました。

### 「プラチナナース」を新人と現場をつなぐ"かけはし"に

そうしたなか、昨今、全国では60歳以上の看護職の就業者数が増加しており、日本看護協会によって「プラチナナース活躍促進サポートBOOK」が作成されるなど、**定年後の看護職員（プラチナナース）の活躍が期待**されています。

当院では、2023（令和5）年度には定年退職後の再雇用者が10名おり、60歳以上の看護職員の就業が増加する傾向にあります。そこで、新人看護職員が基礎教育で学んだことを基盤にして、臨床実践能力を身につける過程でのサポート役として、熟練した看護師である「プラチナナース」をチューターとして活用することにし、**新人看護職員と現場をつなぐ役割を担う「プラチナアソシエートナース」（以下、PAナース）**が誕生しました。

経験豊富なPAナースが加わることで、従来の実地指導者や新人教育担当者からなる教育体制に厚みが増し、これら全員で「看護を教える」教育的役割を担うことができます。**これにより、多数の新人看護職員の入職に備えられる**と考えました。

また、Off-JT（Off the Job Training）教育の拡充により、**基礎看護技術をしっかりと習得し、部署間で教育の進行に格差をつくらない統一した教育方法を提供できる**ようになるのではないかと考えました。

さらに、演習や現場においてＰＡナースが専任で講師や相談役として新人看護職員に寄り添い、見守る体制を構築することは、新人看護職員のリアリティショックを和らげ、安心感を与え、職場への定着につながることも期待しました。

> **新人看護職員教育における各立場の役割**
> **①PAナース**は、新人看護職員の基礎看護技術習得支援・相談役を担う
> **②実地指導者**は、臨床のOJTのなかで新人看護職員を直接指導する
> **③新人教育担当者**は、部署の新人看護職員および実地指導者をサポートする役割をもち、看護実践の指導および職場環境の調整を行う

### タイムスケジュール　全日程を年度はじめに公開し、調整しやすく

研修は、**毎週５日間、１日３〜４部署ずつに分散して行い、５日間ですべての部署が受講できるようにしています。新人看護職員は週に１回、決められた日程に受講。**午前中は演習にあて、午後は部署に戻ってOJTを受けながら通常業務に従事したり、部署の学習会や実地指導者との「語り合う会」（日々の仕事の悩みやプライベートなことまでざっくばらんに語り合う会）などに参加します。

各部署に年度のはじめに演習の全日程（表1）を提示し、各部署は週に１回の演習日に新人看護職員が参加できるように勤務調整を行います。当日の時間配分例は表2のとおりです。

| 項目 | 4月 | 5月 | 6月 | 7月 | 8月 | 9月 |
|---|---|---|---|---|---|---|
| 静脈血採血・静脈注射・静脈穿刺・筋肉注射 | → | | | | | |
| 薬剤の調製・輸液ポンプ・シリンジポンプ | → | | | | | |
| 移動・移送の介助 ポジショニング・行動制限（身体抑制） | → | | | | | |
| 経管栄養法・口腔内、鼻腔内吸引、 挿管中の口腔ケア | | → | | | | |
| 膀胱留置カテーテル・導尿・検体採取の方法 | | → | | | | |
| 酸素吸入・挿管固定・BLS | | → | | | | |
| 糖尿病支援システム・血糖測定・分離式点滴・ インスリン製剤・電子カルテ使用 | | | → | | | |
| 食事介助・嚥下評価・嚥下訓練・口腔ケア | | | → | | | |
| おむつ交換・摘便・グリセリン浣腸 | | | → | | | |
| 気管内挿管の準備を介助 | | | | → | | |
| 看護記録・セット展開 | | | | | | → |

表1　演習項目と年間スケジュール

| 時間配分 | 展開 | 行動 |
|---|---|---|
| 8：30 ～ 8：35（5分） | オリエンテーション | ・ホワイトボードに演習名を記載する<br>・各ブースへ研修生を誘導する<br>・講師紹介→PAナース紹介→PAナースは各ブースへ<br>・ねらい→テーマ紹介→本日の流れを伝える<br>・研修生の移動は時計回り<br>・演習スタートに備える<br>・事前準備誘導内容<br>　エプロンの装着<br>　ファイルは椅子に置いて机から離しスペースを確保<br>　うれしかったことや楽しかったことを交えて各ブースで自己紹介 |
| 8：35 ～ 9：35（60分） | 演習① | ・動画視聴→準備→演習→片付け |
| 9：35 ～ 9：40（5分） | 研修生移動 | ・各ブースへ研修生を誘導する、手指消毒の声かけ |
| 9：40 ～ 10：40（60分） | 演習② | ・演習開始前に自己紹介<br>・動画視聴→準備→演習→片付け<br>・移動に応じてトイレのアナウンス |
| 10：40 ～ 10：45（5分） | 研修生移動 | ・各ブースへ研修生を誘導する、手指消毒の声かけ |
| 10：45 ～ 11：45（60分） | 演習③ | ・初日のみ講師は他のブースの状況を確認する<br>・講師間で意見交換を行い講師1名で行う場合に備える<br>・演習開始前に自己紹介<br>・動画視聴→準備→演習→片付け |
| 11：45 ～ 12：00（15分） | まとめ | ・手順、チェックリスト（トップページ掲載）の確認方法の説明<br>・評価、ミニテスト（QRコード）<br>・成長記録ノート「施設内研修記録」の記載<br>・多目的ホールのイベントに合わせて最終片付け |

表2　時間配分の例（演習①静脈血採血、演習②静脈注射・静脈穿刺（末梢静脈路確保）、演習③筋肉内・皮下注射）

研修の内容　**「動画視聴」「手技の説明」「演習」がワンセット**

### 「演習項目」の選定方法

　①『新人看護職員研修ガイドライン改訂版』（厚生労働省）にある「臨床実践能力の構造：Ⅱ　技術的側面」より24項目を選択。
　②当院独自の項目として、正しく効果的にかつ効率的に看護記録ができるように電子カルテ機能の活用方法を演習として選択。

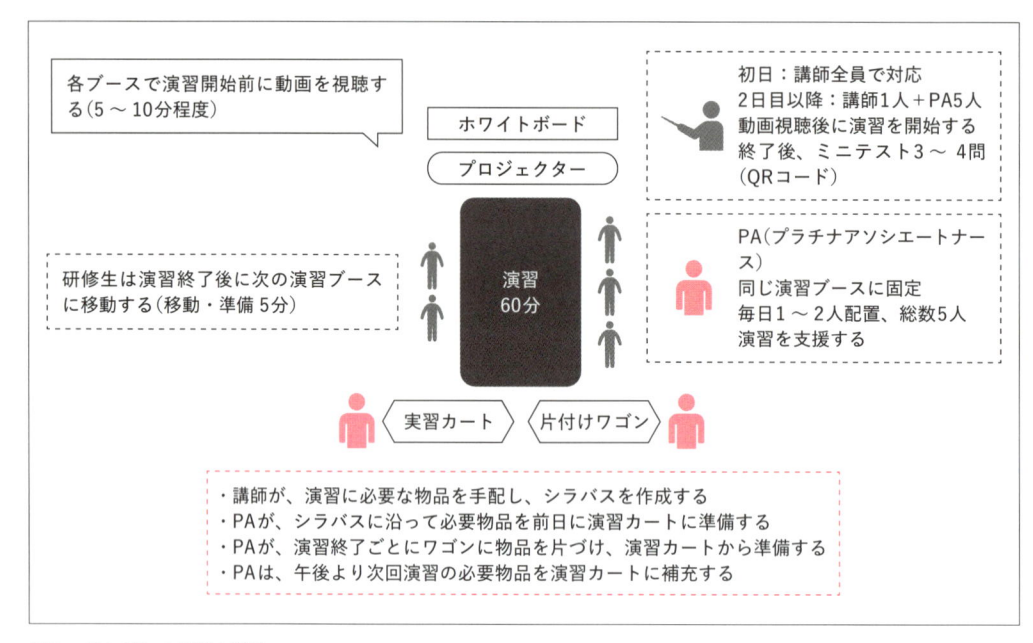

図1 それぞれの役割と配置

本文:

各ブースで演習開始前に動画を視聴する（5〜10分程度）

ホワイトボード
プロジェクター

演習
60分

初日：講師全員で対応
2日目以降：講師1人＋PA5人
動画視聴後に演習を開始する
終了後、ミニテスト3〜4問
（QRコード）

研修生は演習終了後に次の演習ブースに移動する（移動・準備5分）

PA（プラチナアソシエートナース）
同じ演習ブースに固定
毎日1〜2人配置、総数5人
演習を支援する

実習カート　片付けワゴン

・講師が、演習に必要な物品を手配し、シラバスを作成する
・PAが、シラバスに沿って必要物品を前日に演習カートに準備する
・PAが、演習終了ごとにワゴンに物品を片づけ、演習カートから準備する
・PAは、午後より次回演習の必要物品を演習カートに補充する

## 🔖 3か所のブースを研修生が移動

　①演習ブースを3か所設置し、ブースごとに異なる演習項目を設定します。各ブースでの演習時間は60分。受講者はひとつの演習が終了するごとに次のブースへ移動し、すべての項目を受講します。

　②図1のようにひとつのブースに研修生3〜5名に対し、演習講師として研修担当者やスペシャリスト1〜2名、またはPAナース1名を配置します。

　③各ブースで研修生はそれぞれの動画を視聴します。

　④1日目は、研修担当者による手技の説明後に演習を行います。2日目以降は、PAナースが手技の説明を行い、その後に演習を行います。研修担当者は、全体を俯瞰しながら進行を確認し、必要に応じて動画を再度視聴させます。

　⑤研修終了後には到達目標の確認として3〜4問のミニテストを行います。

　⑥未習得の技術については各部署で実地指導者、教育担当者、PAナースが演習を行います。

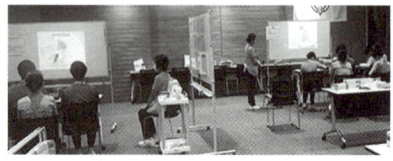

写真1 動画で知識を学びます

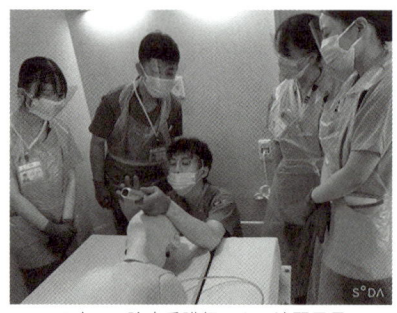

写真2 診療看護師による演習風景

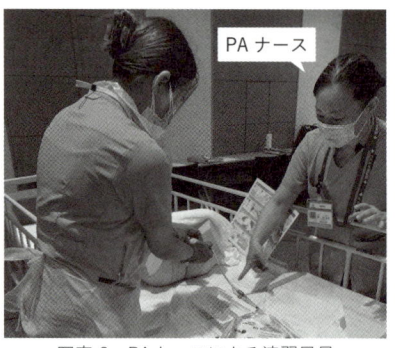

写真3 PAナースによる演習風景

⑦習得が困難な場合は後日個別指導を行います。

⑧習得状況は教育担当者や実地指導者と共有し、支援を依頼します。

### 研修のポイント　PAナースによる一貫したサポート

#### ポイント1　「現場に即した技術」が習得できるように工夫

当院のPAナースのなかには看護教員経験者が2名おり、その経験を生かして「教育三観」（教育観・教材観・学生観）を意識し、シラバスを作成しました。

演習では、ポイントの伝わる教材を活用し、Z世代の特徴を踏まえた研修内容を構成しました。また、PAナースとしての役割を考慮した関わり方など学習者に合った方法を用いて、新人看護職員が緊張せずに演習できるよう工夫しました。たとえば、演習前にはアイスブレーキングを行い、リラックスして演習に臨めるような雰囲気づくり（心理的安全性の確保）に努めました。また、すぐに技術演習に入るのではなく、知識を学ぶために動画視聴を行った後で演習を実施し、時間の許す限り繰り返し演習しました。演習後には「一人一言発表」を取り入れ、自身の学びを言語化させ、新人看護職員一人ひとりが自己肯定感を得る場面もつくりました。

このプログラムは単に技術を教えるだけでなく、新人看護職員がOJTで困惑しないように、院内看護手順や各種マニュアルとの整合性を図りながら内容を吟味し、現場に即した適切な技術の習得を心がけました。

#### ポイント2　スペシャリストの活用で「効果的な実技演習」が実現

演習はシミュレーション形式とし、必要な物品（シミュレーターや材料など）を購入しました。また、PAナースが毎回の演習に立ち会うため、必要な物品をセット化し、前日に準備することが可能となり、演習をスムーズに開始・進行できました。

演習は少人数制とし、演習ブースを分けました。各ブースには診療看護師、特定看護師、認定看護師などのスペシャリストやPAナースを講師兼ファシリテーターとして配置しました。さらに、輸液・シリンジポンプなどの演習では医療機器メーカーの協力も得ました。これにより効率的で効果的な実技演習を実現しました。

このように、スペシャリストを活用し、様々な資格をもった看護職員が関わることで、新人看護職員にとってキャリアプランを描くきっかけになることが期待できます。

#### ポイント3　PAナースの「技術演習以外」での関わり

PAナースは、技術演習時だけでなく、その後も日常的に新人看護職員の話を聞く場を

つくり、不安を引き出すよう努めました。必要に応じて、技術演習の補習を個別または病棟単位で実施し、**新卒看護職員の精神的サポートや知識の再確認**も行っています。

### ポイント4 「リクルート活動」にも活用

新人看護職員が技術演習でどのように学んでいるかを理解し、OJTにつなげるために、各部署の実地指導者や新人教育担当者に演習を参観してもらいました。

また、全国的に看護職員の確保が難しい状況に鑑み、当院の教育体制を看護学校に知ってもらうことが**リクルート活動につながる**と考え、技術演習の場に看護学校教員を招き、参観する機会を設けました。さらに、演習風景をSNSを通じて発信し、院内外に当院の教育体制を広報しました。

## 研修の成果 PAナースの豊かな経験が心理的安全性をつくる

### 「OJT教育」にもいい影響が波及

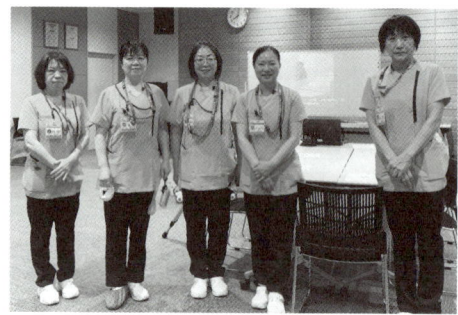

写真4　PAナース5名誕生！

以前は、新人看護職員全員を集め、6日間で15項目の講義・演習を行っていました。しかし、現場では日々の患者対応があるなかで、新人看護職員に十分な教育を行う余力がありませんでした。シミュレーション教育は効果的で、安全かつ実践的なトレーニングを提供できると認識しつつも、時間や機材、人員の確保に手間がかかるため、なかなか取り入れることができませんでした。

しかし、**PAナースの誕生により、24項目の基礎技術演習を企画することが可能**となりました。また、従来のように研修担当者の勤務調整や演習期間を気にすることなく、**少人数制でゆとりのある企画が実現できました。**

全部署の新人看護職員をOff-JT教育で時間をかけ統一した方法で基礎技術の習得を図ったことで、**OJT教育では部署特有の看護技術を教育する時間の確保ができました。**

### 「新人看護職員の自己評価」もアップ

学習者側は、演習終了後のアンケートにおいて、「理解度」と「目標達成度」の質問項目を5段階評価（1.非常によくできた 2.よくできた 3.だいたいできた 4.あまりできなかった 5.できなかった）で回答しました。その結果、**「3.だいたいできた」以上の評価が100%**という結果を得ました。さらに、厚生労働省の『新人看護職員研修ガイドライン』「臨

床実践能力の構造の技術的側面」に基づく新人看護職員の臨床実践能力自己評価を、演習拡充前の前年と比較しました。調査時期が前年度より2か月早かったにもかかわらず、14項目中8項目で昨年度を上回る結果が得られました。

臨床場面では、新人看護職員から「演習でやったので私できます」と自信をもった発言が聞かれるようになり、**シミュレーションでの成功体験が学習者の自信を高め、不安の軽減につながっている**と感じました。

### ▶PAナースが「心理的安全基地」に

各部署にPAナースを配置し、技術演習以外でもチューターとして担当病棟の**「語り合う会」**や、ラウンドを行ったりしました。「語り合う会」は新人看護職員が実地指導者、PAナースと一緒に、日々の仕事の悩みや時にはプライベートなことまでなんでも雑談のように語り合える場です。

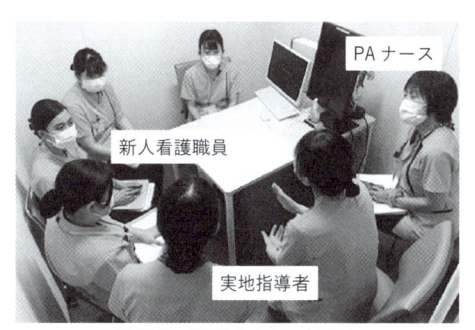

写真5 「語ろう会」の風景！

これにより、PAナースは、新人看護職員だけでなく、**実地指導者にとっても身近な相談役となり**、精神的な支えとなっています。

PAナースはこれまでの経験を惜しみなく研修で提供し、新人看護職員のことを心から考えて研修を企画・実施してきました。

そのため、演習を離れた現場でも、常に相談できる体制が整い、「お母さんのような存在」と慕う新人看護職員もいます。PAナースの豊かな経験とキャリアから発揮されるチューターシップは、**新人看護職員と実地指導者双方にとって、安全基地のような存在**となっていると考えます。

### まとめ！

実地指導者、新人教育担当者に加えてPAナースが参加し、さらに部署スタッフも一丸となって、新人看護職員の入職後1年間の成長を「前後左右から取り囲むように見守る体制」を整えました。この体制により、多数入職した新人看護職員が健やかに育つ環境が整えられ、基礎看護教育方法の最適化につながりました。また、PAナースによるチューターシップが強化されたことで、今後も心理的安全性が高まり、職場への適応と定着に寄与することが期待されます。

参考・引用文献

1）日本看護協会編：2022年病院看護・助産実態調査報告書，2023.
2）内閣官房HP：医療・介護に係る長期推計，https://www.cas.go.jp/jp/seisaku/syakaihosyou/syutyukento/dai10/siryou1-2.pdf（最終アクセス日：2024/1/21）

# ③ e-learningと模擬患者を活用！「多重課題シミュレーション研修」

兵庫医科大学病院　比留間ゆき乃

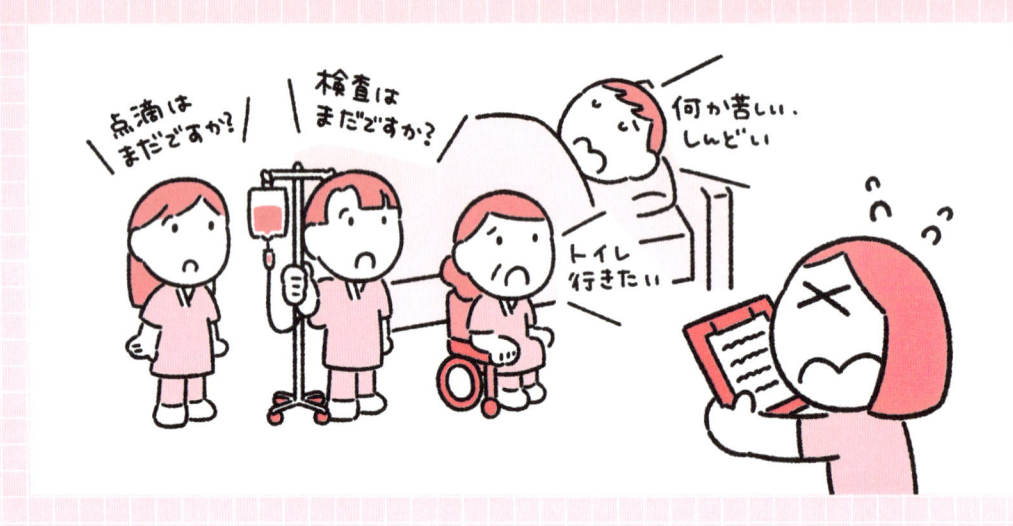

| | |
|---|---|
| **対象** | 新人看護職員 |
| **目的** | 日常の看護実践において、予測できる多重課題を踏まえて行動計画を立てることができ、多重課題や時間切迫に遭遇した時には優先順位を考えて対応できることを目指す。さらに、多重課題の状況下での患者への配慮についても考える |
| **目標** | ①予測できる多重課題を踏まえて行動計画を立てることができる<br>②多重課題の状況下で、優先順位を考えて対応することができる<br>③多重課題の状況下で、患者さんの安全面と気持ちに配慮できる<br>④多重課題の状況下で、必要に応じて報告・連絡・相談ができる<br>⑤多重課題において、自己の行動や思考の傾向に気づき、課題が明確になる |
| **病院規模** | 病床数：963 床／職員数：2574 人（看護師 1005 人）／看護配置：7 対 1（2024年 3 月現在） |

## この研修のポイント！

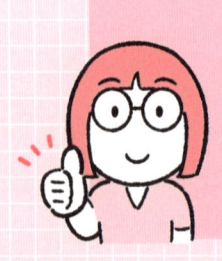

多重課題シミュレーションに難渋している施設も多いのではないでしょうか。この研修では、集合研修では何を、個人では何を行うとよいのかが明確になっているため、効率的、効果的に学べます。事前学習では行動計画を立てる課題が与えられ、新人は自己のペースで学習を進められます。研修当日は、学習者の進捗に応じた 3 〜 4 つのパターンでシミュレーションが展開されるため、集合研修でありながら個別性を重視した構成となっている点も魅力です。

**研修のきっかけ** 机上ではない「実践的な学び」の機会を！

### 独り立ちを迎える時期に

2010（平成22）年に「新人看護職員研修」が努力義務化されたことを受け、兵庫医科大学病院（以下、当院）も新人看護職員研修を見直し、年間教育計画を立案しました。新人看護職員の成長について経時的に検討し、成長に合わせて研修を計画することにしました。

9月か10月あたりは、新人看護職員もできることが増えて、任されることも増え、独り立ちする時期です。この時期には多重課題や時間切迫にうまく対応できず、自信を失ってしまう時期でもあります。新人看護師が苦手とする多重課題への対応について学べる機会があればよいなと思ったのがきっかけです。机上でトレーニングを行うよりも、実践的に学べる方が効果的だと考え、シミュレーション教育を行うことになりました。

研修を開始した当初は、患者設定や多重課題、時間切迫の場面を考えてシナリオを作成し、シミュレーション研修を行っていましたが、現在は患者設定を含めてe-learningを活用しています。

**タイムスケジュール** 各回5名×3回×3日間　計：45名

2023年度の研修の日程は以下、表1のとおりです。

| 日程 | 研修日時 | | 場所 |
|---|---|---|---|
| A日程 | ○○○○年○月○日 | 9：30 ～ 11：20 | シミュレーションセンター |
| B日程 | | 12：30 ～ 14：20 | |
| C日程 | | 14：40 ～ 16：30 | |
| D日程 | ○○○○年○月○日 | 9：30 ～ 11：20 | |
| E日程 | | 12：30 ～ 14：20 | |
| F日程 | | 14：40 ～ 16：30 | |
| G日程 | ○○○○年○月○日 | 9：30 ～ 11：20 | |
| H日程 | | 12：30 ～ 14：20 | |
| I日程 | | 14：40 ～ 16：30 | |

表1　研修のタイムスケジュールの例

**研修の内容** 「多重課題」と「時間切迫」のシミュレーション

### 事前課題：行動計画を立てる

当院で活用しているe-learningでは、総室（4人部屋）に入院している4名の患者が登

場します。**この総室で発生する「多重課題」や「時間の切迫」を動画で再現し、その状況にどう対応するかを**ワーク形式で学ぶ内容となっています。このe-learningでは、**多重課題や時間切迫に直面した際の優先順位の考え方に加え、その状況で自分が取りがちな行動**についても考察します。これにより、自己の行動パターンや傾向に気づくことができます。

研修の前に、学習者には事前課題としてe-learningを視聴してもらい、自分の行動パターンを振り返ってもらいます。さらに、e-learningに登場する患者の状態を記載し、その患者さんを受けもつと想定して行動計画を立てるところまでが事前課題です（表2参照）。この事前課題は、**限られた研修時間を有効に活用するため、学習者のレディネスをそろえておくために必須**です。

---

**シミュレーションⅣ　多重課題に取り組もう！──「手いっぱい」を何とかしよう　事前課題**

①学研の e-learning「ナースコールにも慌てない！ チームで多重課題に立ち向かえ」（約 38 分）[2022 年度] を視聴し、修了証を提出してください。また、自分のパターンがどれに近いか考え、パターンを理解した上で日頃の自分の行動を振り返り、自己の課題が何かを考えてきてください。

②今回のシミュレーション研修では、下記の A 〜 D の患者さんの部屋もちを想定して、シミュレーションのセッションを行います。A 〜 D の患者情報をよく読み、10 時〜 12 時の行動計画を立ててください。そして、その間に起こりそうなことを予測してきてください（提出は不要です）。

※①、②の内容は研修で使用しますので、各自グループワークできるようにまとめてください。

【事例】

A 鈴木 秋子（秋男）85 歳
患者情報：肺癌の治療中で、排泄には介助が必要で、おむつを使用。時々おむつ内に失禁があり。話をするのが好きで、医療者には協力的。現在は倦怠感著明にて、自己による排泄は困難。意思疎通は可能で、認知機能の低下があり、食事はセッティング。一部介助にて摂取。

B 佐藤 いた子（いた男）50 歳
患者情報：虫垂炎（保存的治療）。持続点滴中 80mL/H（手落とし）。交換時間は 0 時・6 時・12 時・18 時。抗生剤投与中（10 時・21 時）。理解力があり、歩行は可能であるが、ふらつくことがあるため、トイレには付き添って歩行している。神経質で細かいことが気になる。

C 中村 あん 66 歳
患者情報：胃潰瘍精査。午前中にオンコールで EGD 検査予定。

D 田中 たん 80 歳
患者情報：胃癌により全身麻酔下で胃部分切除術後 1 日目。喫煙歴あり。酸素投与中（経鼻カニュラで 3L）、$SpO_2$ モニター使用中で、指にセンサーを装着している。$O_2$3L 下で日頃は 98％を維持している。痰が多く、適宜吸引している。疼痛が強く、離床が困難で、まだ第一歩行はしていない。バルーンカテーテルが留置中。抗生剤の点滴を 3 回（6 時・14 時・22 時）行っている。物静かな性格。

表 2　事前課題の例

---

## ■ e-learningした内容でシミュレーション研修

シミュレーション研修では、**e-learning に登場する患者設定をそのまま使用**します。

多重課題や時間切迫の状況を3〜4パターン用意しておき、シミュレーションセッションでは学習者の進捗に合わせて適切なパターンを選択します。シミュレーションセッションは準備したシナリオに沿って進行します（次ページ表3参照）。

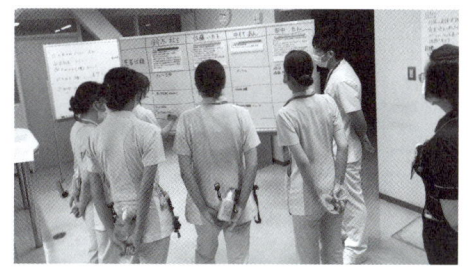
写真1　ホワイトボードに書き出す

## 研修のポイント　模擬患者との綿密な調整がカギ

### ポイント1　模擬患者との調整

まずは模擬患者との調整が重要です。多重課題や時間切迫をリアルに再現するためには、タイミングと演技が鍵となります。学習者の動きに合わせて演じてもらうために、事前に模擬患者と打ち合わせを行い、学習の目的を理解してもらい、演じる患者像と多重課題を再現するタイミングをイメージしてもらいます（次ページ表3、32ページ表4参照）。

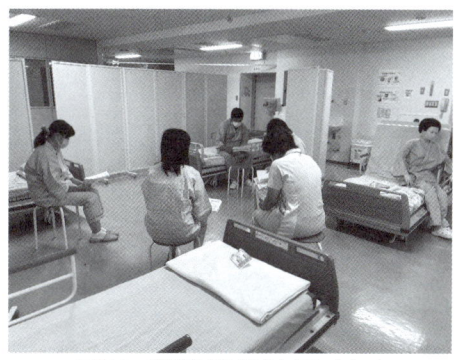
写真2　模擬患者と綿密な打ち合わせ

### ポイント2　シミュレーション中のコミュニケーション

シミュレーションセッション中も、ファシリテーターと模擬患者の間で合図を決めておくなど、コミュニケーションが取れるようにしておくとよいです。たとえば、ナースコールを押すタイミング、新人看護師に声をかけるタイミング、咳をするタイミングなど、アイコンタクトを取りながら手を挙げることで、模擬患者も確実に多重課題を再現できます。

### ポイント3　模擬患者ともデブリーフィングを共有

シミュレーションセッションを繰り返すなかで、模擬患者もデブリーフィング（研修の振り返り）の内容を把握できるようにしておくと、次のセッションに生かせます。

当院では閉鎖した病棟でシミュレーション研修を行っているため、デブリーフィングはナースステーションで行っています。病室にいる模擬患者にはその様子がわからないため、ZoomやTeamsを活用してデブリーフィングの様子を中継しています。これにより、模擬患者も学習者の課題や次の動きを予想しながら演じることができるようになります。

| 時間経過 | 所要時間 | 患者状況 | 目標に準じた学習者に期待する動き | ファシリテーターの関わり・留意点 |
|---|---|---|---|---|
| 9:27 | 3分 | ブリーフィング<br>状況と患者説明<br>4人部屋で混合部屋<br>鈴木さん…排泄は介助が必要でおむつ使用。話し好き。認知機能低下あり。食事はセッティング、一部介助にて摂取<br>佐藤さん…点滴中、80mL/Hで持続点滴をしている。抗生剤投与中（10時・21時）<br>中村さん…EGD検査予定<br>田中さん…酸素3L経鼻カニュラ<br>$SpO_2$モニター（送信機：表示つきのため値の確認ができる）を装着している | 実際に患者さんに触れたり会話する<br>点滴は実際に触れてもらい点速を合わせる<br>酸素・酸素モニターにも触れる<br>実際にできることを確認する | ＜ブリーフィング＞<br>シミュレーションに入る前に環境（場所・物品）を説明し一緒に触れてもらい確認する<br>説明する内容<br>・ナースステーションにリーダー看護師がいること<br>・ペアの看護師がいること<br>・ワゴンの上の物品の説明をして実際に触れてもらう<br>・IP電話は実際には使用できないが、鳴ったら「IP電話が鳴っています」と声かけしますので出て対応をする<br>・処方箋は必要なら使えること<br>・4人部屋の病室であること<br>・入口・患者の所で、情報・付属品、ナースコールなどを説明する<br>・鈴木さんの所で「朝ごはん美味しかったですか？」と話しかける。鈴木さんは認知機能が低下していることを認識してもらうために、「朝ごはん食べたかな？」と返事があります<br>・ナースコールの位置（実際に鳴らす）<br>・佐藤さんの所で「点滴はきちんと落ちていますね。大丈夫ですよ。トイレに行くときはナースコールで教えてくださいね」と声をかける。「良かった。ちゃんと入ってるんやね。トイレの時はナースコール押すね」等の返答がある<br>・点滴は実際に滴下できる（触ってもらう）<br>・酸素の確認、点滴滴下の確認<br>・セントラルモニターの送信機の$SpO_2$値を見たことがあるか、使用したことがあるか確認し送信機に$SpO_2$値が表示されることを説明する<br>・酸素カニュラは安全性のためマスクの上から装着しているが、直接つけていることとすることを説明する<br>・中村さん…不在時はEGD（胃カメラ）中など患者情報を説明する |
| 9:30 | 3分 | 患者詳細<br>鈴木さん：85歳　肺癌の治療中<br>佐藤さん：50歳　虫垂炎（保存的治療）持続点滴中　持続点滴24時間投与していて80mL/H（手落とし）の速度です。点滴の量は実際の量です<br>交換時間は0時・6時・12時・18時、10時・21時に抗生剤の投与があります<br>中村さん：66歳　胃潰瘍精査EGD（胃カメラ）中<br>田中さん：80歳　胃癌により胃部分切除術後1日目。酸素3L経鼻カニュラで投与中。酸素も実際の量です。触ることができる<br>$SpO_2$モニター装着中 | | ＜課題説明＞<br>「あなたは日勤看護師です。他に日勤看護師は7人いますが、他の業務を行っている。朝の検温がすべて終了。現在10時10分です。佐藤さんの10時の点滴はまだ投与できていません。ナースコールがあり、鈴木さんのおむつ交換に向かうパターンからスタートします。起こっていることに対して対応してください」と説明する<br>観察したことや考えていることは他の受講生と共有できるように声に出すよう伝える<br>学習者の行動を見守るが、何をしているか見たいもの、聞きたいものを声に出してもらい、それに応えることを伝える（学習者に観察や行動を声に出すことを意識づける）<br><br>シミュレーションの開始と終了時は「スタート・終了」と大きな声で言いながら手を「パン」とたたくことを伝える<br>シミュレーションの順番を決める<br>できるだけ全員がシミュレーションを実践することを伝える |
| 9:33 | 3分 | | | 開始前に作戦タイムを3分取る。<br>10時10分の時点で起こりそうなことをあげ、その優先順位を考えてもらう |

表3　実際に使用した多重課題シナリオ（一部抜粋）

| | サブファシリテーター | 目標 | デブリーフィングガイド | 備考 |
|---|---|---|---|---|
| | | | 患者の補足情報<br>鈴木　秋子（秋男）85歳<br>診断名：肺癌の治療中<br>排泄はおむつと尿器使用。時々おむつに失禁あり。<br>話をするのが好き、医療者には協力的。<br>今は倦怠感著明にて自己にて尿器使用は困難。意思疎通は可能で、認知機能低下あり。食事は介助にて摂取<br><br>佐藤　いた子（いた男）　50歳<br>診断名：虫垂炎（保存的治療）<br>持続点滴中　持続点滴80mL/H（手落とし）交換時間は0時・6時・12時・18時　抗生剤投与中（10時・21時）<br>理解力あり、歩行可能であるが、ふらつくことがあるためトイレは付き添い歩行している。<br>神経質で細かいことが気になる<br><br>中村　あん　66歳<br>診断名：胃潰瘍精査<br>午前中のオンコールでEGD検査予定<br><br>田中　たん　80歳<br>診断名：胃癌により全身麻酔下で胃部分切除術後1日目。<br>治療：酸素投与中（経鼻カニュラで3L）SpO2モニター使用中で指にセンサーを装着している。O2 3ℓで日頃は98％維持している。痰が多く、適宜吸引している。疼痛が強く離床困難でまだ第一歩行はしていない。バルーン留置中。<br>抗生剤の点滴を3回/日（6時・14時・22時）行っている。<br>物静かな性格 | |
| | | | ベッドの配置は入って左2床、右2床の4人床<br>入って左からA：鈴木さん、B：佐藤さん<br>入って右からC：中村さん、D：田中さん<br>患者さんの名前・年齢はベッドサイドに表示しておく<br><br>扉<br><br>C：中村さん　　A：鈴木さん<br><br>D：田中さん　　B：佐藤さん | |
| | | | | |

シミュレーションⅣ　多重課題に取り組もう!! ──「手いっぱい」をなんとかしよう（模擬患者の演技）

| | A　鈴木　秋子（秋男）<br>85歳 | B　佐藤　いた子（いた男）<br>50歳 |
|---|---|---|
| 患者情報 | （患者情報省略）<br>ブリーフィングの患者紹介時に『朝ごはん美味しかったですか？』とファシリテーターが聞きますので、「朝ごはん食べたかな？」とやや認知機能が低下しているような発言をしてください。 | （患者情報省略）<br>ブリーフィングの患者紹介の時にファシリテーターが、『点滴はきちんと落ちてますね。大丈夫ですよ。トイレに行くときはナースコールで教えてくださいね』と声かけしますので、「良かった。ちゃんと点滴入ってるんやね。トイレの時はナースコール押すね」等の返答をしてください。 |
| パターン1 | 朝の検温がすべて終了。現在10時10分です。ナースコールがあり、鈴木さんのおむつ交換に向かうパターンからスタートします。横になって待っていてください。<br>スタートと手をたたいた合図があれば、ナースコールを押してください。<br>訪床した看護師におむつ交換しますと告げられたら、「お願いします。気持ち悪いから早く交換して欲しい」と返答してください。 | 鈴木さんの発言が終わったらすぐに「今日の点滴遅いんじゃない。きちんと時間通りで受けたいので遅れないようにお願いします」と言ってください。 |
| パターン2 | ナースコールを押し「トイレに行きたいです」と言ってください。 | 学習者が佐藤さんの点滴を準備し訪床しようとしたところでナースコールを押してください。（ファシリテーター合図あり）<br>ナースコールに返答があったら、「点滴はまだですか？」と言ってください。その後ナースコールを通して何か言われても答えないでください。ベッドサイドに来るのを待ってください。 |
| | 学習者が病室に入ってきたら、すぐに看護師に「トイレに行きたいから連れて行ってくれる？」と呼び寄せてください。<br>学習者が来てくれたら、以下の内容で話しかけてください。<br>何でおむつをしているのか？　今回は息がしんどくなって咳が止まらなくなって入院して検査と言われてびっくりしていることなどを話し続ける。<br>学習者が佐藤さん、または田中さんの対応をしたいのでと話を中断し説明を行ったら「あーごめん、ごめん、どうぞ」と話をやめて学習者を見守ってください。 | 学習者が点滴を開始しようと声かけしたら、パートナーの看護師が『田中さんのアラーム対応をお願いします』と伝えに来るので、「今日の点滴遅いんじゃない。きちんと時間通りで受けたいので遅れないようにお願いします」と言ってください。納得のできる説明があればそれにしたがって、「そっちを先にみてあげて」と発言してください。<br>学習者が、ありがとうございますとお礼を言ったら「どういたしまして。早くみてあげて」と答えてください。<br>※納得のできない説明や学習者が困っていそうなら「早く点滴してください」と再び催促する発言をお願いします。 |

表4　実際に使用した模擬患者使用資料（一部抜粋）

研修の成果 **模擬患者からのフィードバックで看護にいい変化！**

### ▼患者さんへの接し方が変わる

　多重課題や時間に追われる状況では、まず生命に直結することが優先されます。そのため、患者に対して「少し待ってください」と声をかけることが多くなります。しかし、排泄のニーズや不安を感じている患者への配慮も必要です。

　多重課題をこなすことだけを考えると、患者への配慮が後回しになりがちです。研修で模擬患者さんがその時の気持ちをフィードバックしてくれると、「少し待ってください」という声かけが、「先にあちらの患者さんの対応をしなければならないのですが、5分ぐ

| | C 中村 あん<br>66歳 （シミュレーターで対応） | D 田中 たん<br>80歳 |
|---|---|---|
| | （患者情報省略） | （患者情報省略） |
| | ベッドに端坐位になり、看護師を見ている。検査には呼ばれたらすぐに行ける状況です。<br>（そろそろEGDに呼ばれる時間…）（人形で対応）<br><br>学習者にリーダー看護師から「検査に呼ばれたから10分後着でお願いします」とIP電話で連絡が入ります。 | パターン1の時は横になって寝ていてください。 |
| | | 佐藤さんの点滴を開始し始めたら、モニターのアラームが鳴りますが、パートナーの看護師が対応します。 |
| | | 学習者が、佐藤さんの点滴を開始したら、パートナーの看護師が「田中さんのアラームがSpO$_2$93%で鳴っているから対応をお願いします。私は、別の患者さんの対応に行くからお願いします」と伝えに来ます。<br>学習者が観察に来たら、「何か苦しい、しんどい」と訴えてください。この時の呼吸は1秒吸って、1秒で吐くを繰り返し、2秒に1回の呼吸をイメージしてください。 |

らい待っていただけますか？」や「他の看護師に頼んでいますので、少しお待ちください」といった、**より具体的で配慮のある声かけに変わります。**

　受講後のアンケートでも、「患者がどう思っているのかという、患者の立場も考えることができたのが大きな学びになった」という声や、「実際にありそうな場面で、患者さんから意見をもらったり、みんなで話し合ってよりよい対応方法を生み出すことができた」という意見が多く寄せられています。**模擬患者からのフィードバックが効果を上げる**と考えています。

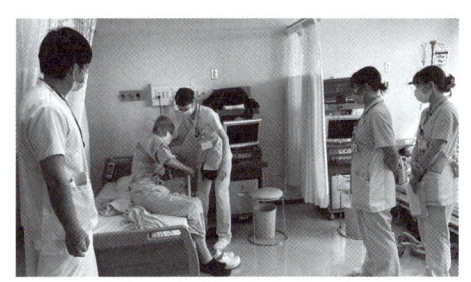

写真3　実践的な学びの場で成長

# ④ 模擬患者の協力を得て行う「看護場面でのコミュニケーション研修」

兵庫医科大学病院　比留間ゆき乃

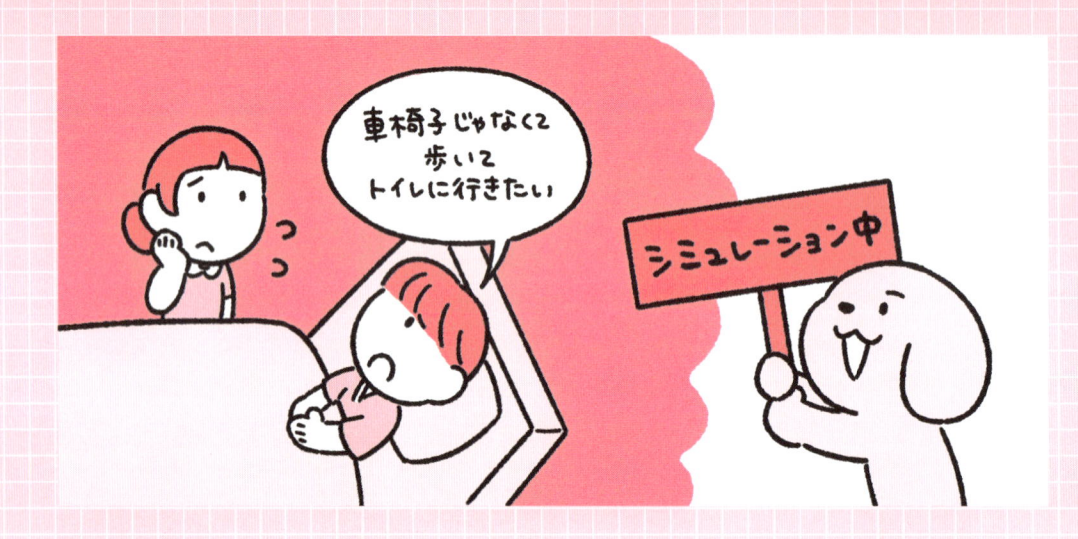

| 対象 | 新人看護職員 |
|---|---|
| 目的 | 臨床現場でよくある場面で、基本的な接遇・マナーを踏まえたコミュニケーションの体験を通して、患者の思いを汲み取った声かけや配慮について考える機会とする |
| 目標 | ①看護師に求められる接遇・マナーを踏まえて、患者と接することができる<br>②看護場面における患者とのコミュニケーションを体験し、声のかけ方や、配慮について考えることができる |
| 病院規模 | 病床数：963床／職員数：2574人（看護師1005人）／看護配置：7対1（2024年3月現在） |

## この研修のポイント！

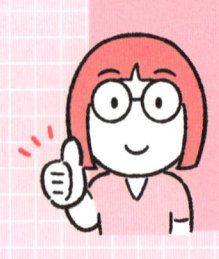

この研修は、コロナ禍を過ごした若者世代が抱えるコミュニケーションへの不安に焦点を当て、模擬患者の協力を得て、より実践的なトレーニングにつなげる工夫がされています。新人が遭遇しそうな3つの場面を取り上げ、繰り返しトレーニングできる点が魅力です。繰り返すことで前のブースでの学びを生かしやすい設計となっています。また、一般市民が演じる模擬患者からのメッセージが新人の心に響き、看護の示唆を与えている様子がうかがえます。

## 研修のきっかけ 「コミュニケーションへの不安」を払拭したい！

### コロナ禍における新人研修の見直し

　兵庫医科大学病院（以下、当院）では、入職式の後、その年に入職した全職員を対象とした「接遇・マナー研修」を行っています。この研修は「身だしなみ」「あいさつの仕方」「お辞儀の仕方」「電話の対応」「案内の仕方」など、一般的で基本的な内容です。新入職者は、入職式の直後に行われるため、緊張感をもって真剣に受講し、ロールプレイにも積極的に参加します。

　しかし、研修で学んだ内容を現場で実践できるかどうかは別問題です。現場で実践するためには、学んだ基本的なことを応用しなければなりません。現場からは「年々、新人看護師のコミュニケーション力が落ちている」という声が上がり、研修のあり方について再検討が必要でした。そこに、新型コロナ感染症の大流行です。入職式や対面での研修が開催できないという事態に陥り、人材育成にも大きな打撃でした。

### e-learningよりも実践的な「看護場面のシミュレーション」

　コロナ禍において、看護学生は基礎教育だけでなく社会生活でも様々な制約を受け、多くの教育現場で通常の臨地実習が行えなくなりました。日数や時間制限のある臨地実習や学内実習に切り替わり、部活やサークル活動、アルバイトなどの社会生活も制限されました。これにより、他者との関係構築や社会経験を積む機会が減少し、入職してくる新人看護師は看護技術や患者とのコミュニケーション技術に対する不安を訴えることが多くなりました。

　当院では、e-learningを活用して動画によるシミュレーションを行い、グループディスカッションで学びを深める工夫をしましたが、より実践的な方法が必要であると感じました。当院はもともと模擬患者参加型のシミュレーション教育に力を入れていたこともあり、臨床現場でよくあるコミュニケーションの場面を取り上げ、「看護場面のコミュニケーション」というテーマで新入職の新人看護職員約120名を対象にシミュレーション研修を行うことにしました。

### タイムスケジュール 1セッションは50分

　タイムスケジュールは次ページの表1のとおりです。当院では、入職後1か月間は「初期研修」（集合教育）と病棟（OJT）を交互に組み合わせ、少しずつ病棟業務に慣れることができるよう教育計画を立てています。120名の新人看護職員を30名ずつ4つのグループに分け、同じ内容の研修を4回行う形で集合教育を実施しています。

この研修では、**受講者はAグループ、Bグループ、Cグループ（各グループ約10名）に分かれ、それぞれ1～3のブースで看護場面を体験します。**

| 時間 | 所要時間 | 内容 | シミュレーションの進行について |
|---|---|---|---|
| 8:30 ～ 8:35 | 5分 | 出欠確認 | 出欠確認 |
| 8:35 ～ 8:50 | 15分 | 講義 | |
| 8:50 ～ 9:00 | 10分 | シミュレーションの導入 | シミュレーションの進め方<br>・受講者はAグループ・Bグループ・Cグループ（各グループ約10名）に分かれ、1～3ブースで看護場面を体験する。 |
| 9:00 ～ 9:40 | 40分 | シミュレーション1回目 | |
| 9:40 ～ 9:50 | 10分 | 振り返り | Aグループ：1ブース→2ブース→3ブース<br>Bグループ：2ブース→3ブース→1ブース<br>Cグループ：3ブース→1ブース→2ブース |
| 9:50 ～ 10:05 | 15分 | 休憩 | |
| 10:05 ～ 10:45 | 40分 | シミュレーション2回目 | ・1セッション50分（セッション40分＋振り返り10分） |
| 10:45 ～ 10:55 | 10分 | 振り返り | ・40分間のセッションは、受講者が中心となって運営する。 |
| 10:55 ～ 11:05 | 10分 | 休憩 | ・ファシリテーターは1～3ブースのうち、1ブースを担当し、セッションの運営のサポートを行い、セッション後の振り返りでファシリテーションを行う。 |
| 11:05 ～ 11:45 | 40分 | シミュレーション3回目 | |
| 11:45 ～ 11:55 | 10分 | 振り返り | ・各ブースにSPを2名配置する。 |
| 11:55 ～ 12:05 | 10分 | まとめ | |
| 12:05 ～ 12:10 | 5分 | 振り返りシートの記入 | |
| 12:10 ～ 12:20 | 10分 | 片付け・準備 | |
| 12:20 ～ 13:20 | 60分 | 移動・休憩 | |
| 13:20 ～ 13:25 | 5分 | 出欠確認 | 出欠確認 |
| 13:25 ～ 13:40 | 15分 | 講義 | |
| 13:40 ～ 13:50 | 10分 | シミュレーションの導入 | シミュレーションの進め方<br>・受講者はAグループ・Bグループ・Cグループ（各グループ約10名）に分かれ、1～3ブースで看護場面を体験する。 |
| 13:50 ～ 14:30 | 40分 | シミュレーション1回目 | |
| 14:30 ～ 14:40 | 10分 | 振り返り | Aグループ：1ブース→2ブース→3ブース<br>Bグループ：2ブース→3ブース→1ブース<br>Cグループ：3ブース→1ブース→2ブース |
| 14:40 ～ 14:55 | 15分 | 休憩 | |
| 14:55 ～ 15:35 | 40分 | シミュレーション2回目 | ・1セッション50分（セッション40分＋振り返り10分） |
| 15:35 ～ 15:45 | 10分 | 振り返り | ・40分間のセッションは、受講者が中心となって運営する。 |
| 15:45 ～ 15:55 | 10分 | 休憩 | ・ファシリテーターは1～3ブースのうち、1ブースを担当し、セッションの運営のサポートを行い、セッション後の振り返りでファシリテーションを行う。 |
| 15:55 ～ 16:35 | 40分 | シミュレーション3回目 | |
| 16:35 ～ 16:45 | 10分 | 振り返り | ・各ブースにSPを2名配置する。 |
| 16:45 ～ 16:55 | 10分 | まとめ | |
| 16:55 ～ 17:00 | 5分 | 振り返りシートの記入 | |
| 17:00 ～ 17:10 | 10分 | 片付け・準備 | |

表1　研修のタイムスケジュールと進め方

### 研修の内容 「セッション」と「振り返り」がセット

#### 📕 検温、検査説明、患者対応を体験

この研修では、以下の3つの場面を設定し、それぞれのブースでシミュレーションを行います。

①検温の場面
②検査説明の場面
③患者対応の場面

受講者は各ブースを順番に回りながらセッションを行います（図1）。各ブースにはファシリテーターが配置されますが、基本的には受講者自身がシミュレーションとディスカッションを進めて、患者とのコミュニケーションや対応について考えます。

ディスカッションの際には、接遇・マナーやコミュニケーションに焦点を当て、そのなかで感想や気づいたこと、うまくいったことについて話し合います。必要に応じて、模擬患者にも意見を聞くようにします。実際に使用したシナリオの一部を次ページに掲載します（表2）。

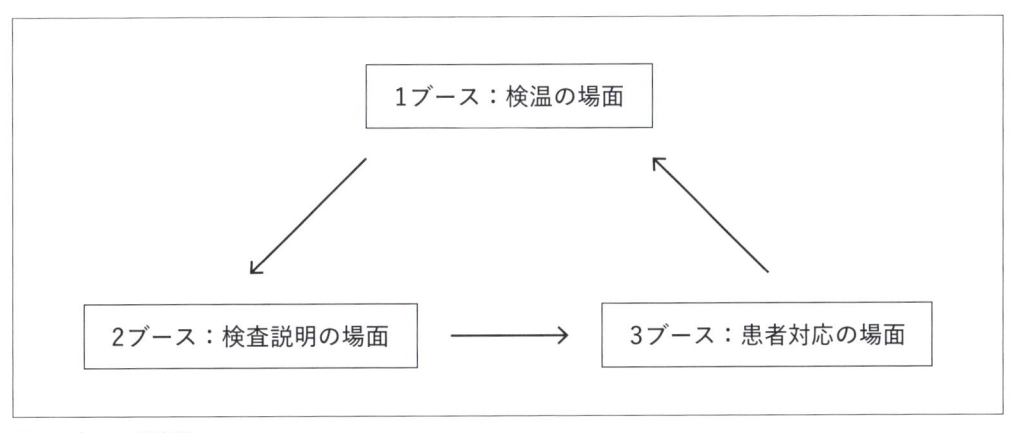

図1　ブースの設定例

#### 📕 各ブースの説明

①「検温の場面」
　**片麻痺のある患者の検温**がミッションです。厚手の上着を上手く説明して脱いでもらい、健側で体温や血圧を計測しなければならない設定にします。

| | | 患者 | 患者情報 |
|---|---|---|---|
| 1ブース | （検温の場面） | 氏名：武庫川 太郎（さくら）<br>年齢：実際の年齢でOK | 既往歴：6年前脳梗塞　左半身麻痺<br>現病歴：誤嚥性肺炎で入院<br>現在の状況：呼吸は楽になったが、微熱が続いている<br>　　　　　　意識レベルは問題ないが、反応はゆっくり<br>　　　　　　酸素もはずれ、今は食事もできるようになった |
| 2ブース | （検査説明の場面） | 氏名：兵庫 次郎（ゆり）<br>年齢：実際の年齢でOK | 既往歴：高血圧<br>現病歴：肝臓癌　手術目的で入院<br>現在の状況：明日、造影CTの検査を行う予定<br>患者の気持ち：造影剤を使用した経験がなくて、不安がある<br>　　　　　　　甲殻類のアレルギーがあり、造影剤と関係がある<br>　　　　　　　かわからなくて不安 |
| 3ブース | （患者対応の場面） | 氏名：宮西 三郎（すみれ）<br>年齢：実際の年齢でOK | 既往歴：高血圧、糖尿病<br>現病歴：脳梗塞後リハビリ中<br>現在の状況：左半身麻痺<br>　　　　　　リハビリでは、つたい歩きのトレーニング中<br>　　　　　　何かを持っていれば立位の保持は可能であるが、時々<br>　　　　　　膝折れして転びそうになる<br>　　　　　　移動は車椅子で、という医師の指示<br>　　　　　　立つとふらふらしてこけそうになる<br>患者の気持ち：リハビリを頑張って早く家に帰りたい<br>　　　　　　　リハビリでもやっているからトイレぐらいは行け<br>　　　　　　　ると思っている |

表2　新人看護職員 初期研修「看護場面のシミュレーション」模擬患者用シナリオの例

しかし、患者は「寒気がするから脱ぎたくない」と訴えます。新人看護師は正確なデータを取るためにはどうすればよいか、またどのように説明すれば協力してもらえるかについて話し合ってもらいます。

② 「検査説明の場面」

造影CTを予定している患者へ検査について説明することをミッションとします。患者ははじめての検査でとても不安があるため、いろいろと質問したり、不安を訴えたりします。

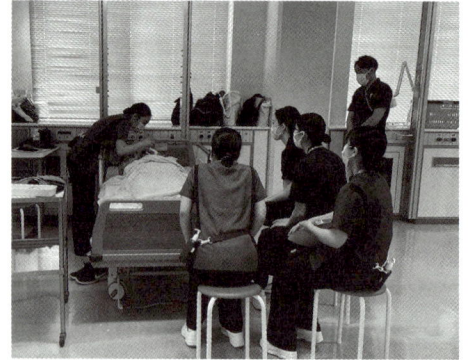

写真1　検温の場面

新人看護師には、どうすればわかりやすく説明できるか、どうすれば不安を軽減できるかについて考えてもらいます。

| | 演技 | 注意事項 |
|---|---|---|
| | 寝衣の上に厚手のカーディガンを着用<br>看護師の指示に従う | 自ら看護師のやりやすいように動く必要はない |
| | 反応はゆっくり<br>麻痺側に体温計を挟もうとしても従ってください<br>体温計が挟みにくくても、一生懸命挟もうとしてください<br>カーディガンは指示されるまで脱がないでください<br>カーディガンを脱いでくださいと言われたら、「寒いから…脱がなあかんの？」と2回は拒否をしてください | 看護師の指示に従って動く<br>看護師が気分の良くない対応をしたら、むっとした態度を見せてもかまいません |
| | 不安な様子で看護師の説明を聞いてください | 看護師の説明をまずは聞いてください |
| | 看護師が検査説明用紙に沿って説明してくれますが、わからない点は質問してもOK<br>一通り説明が終わったら、不安な気持ちを話してください | 看護師の使用する言葉に注意し、専門用語でわかりにくければ質問してください |
| | 看護師をよんで、来てもらう<br>トイレに行きたいんやけど、「歩いて行ってみようかな」と言ってください | 転倒のシミュレーションではないので、こけなくてよい |
| | 看護師の対応に応じて、「リハビリでもやっているからできるはずだ」「練習がしたい」「早く家に帰りたい」などと思いを伝えてください<br>看護師が一緒に行こうとしたら、立つときにふらついてください | 看護師が気分の良くない対応をしたら、むっとした態度を見せてもかまわない。気持ちをわかってくれず、説得だけを続けるなら、怒ってもよい |

③ 「患者対応の場面」

「移動は車椅子」という医師からの指示がある患者が、「歩いてトイレに行きたい」と訴えます。そこには「早くよくなりたい」という患者の心理が隠れていて、**うまく読み取って共感し、どう対応するか考える**のがミッションです。

新人看護師には、どのような対応がよいのか、どのように説明すればよいのかを考えてもらいます。

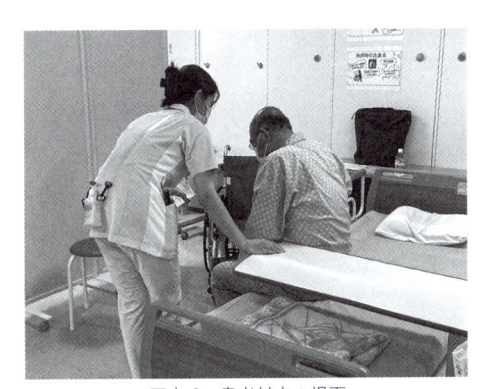

写真2　患者対応の場面

## ポイント1 模擬患者との事前調整が重要

　模擬患者との事前の調整がとても重要です。調整の際に大切なことは、研修の目的や目標、研修の流れを共有し、まずは模擬患者の役割を理解していただくことです。シミュレーション教育は、テクニカルスキルだけでなく、ノンテクニカルスキルの習得に効果的とされます。患者として感じたことや気持ちのフィードバックが、患者からの「生の声」として学習者に響き、学習効果を上げます。

　医療者が模擬患者を演じる場合には、ファシリテーターの立場でフィードバックをしてしまうことがあります。その場合は、リアリティが激減し、台無しになってしまいます。当院では、模擬患者としてトレーニングを受けた一般市民の方に協力をお願いしているため、フィードバックの効果は抜群です。見た目も演技もリアリティが高く、新人看護師は本当の患者さんに触れるように自然に手が出て、声をかけます。

## ポイント2 患者像の明確化とシナリオ作成

　演じてもらいたい患者像を明確にしておくことも重要です。「学ばせたいこと」「考えさせたいこと」に沿った患者像を演じてもらうために、シナリオを作成します（前ページ表2）。

　シナリオには、模擬患者さんに演じてほしいこと、患者さんの気持ち、注意事項などを記載しておき、調整の際には片麻痺の動き方、呼吸の仕方など、演技指導もしておきます。

　模擬患者さんには、新人看護師の動きや声かけに合わせて演じていただく必要がありますが、学習目標を理解し、患者像がイメージできていればうまく演じることができるのです。

　また、各ブースにファシリテーターを配置しておくことで、学習者への支援と同時に、模擬患者との調整も行うことができます。

## 研修の成果 試行錯誤したことが実践で生きる

　研修より2か月後のアンケートでは以下のような意見が出ました。

> 「説明する時の言い回しや目線など練習したことが役立っている」
> 「自分がわからないことを患者さんに質問された時の対応や、患者さんがどう思うかなどを考えて行動できるようになった」
> 「患者さんへの声かけや説明の時に、グループで話し合ったことが実践できうまく説明できた」

グループメンバーで試行錯誤しながら対応について考えたことや、やってみたことが、実践のなかで役立っていることがわかります。また、以下のような感想もありました。

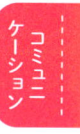

> 「自分たちが対応している時に患者さんがどんなことを思っているのか想像することができるようになった」
> 「実際の患者さんの心の声はなかなか聞けないから想像して看護することができるようになった」

　ディスカッションするなかで、必要に応じて患者さんにも参加してもらい、役を演じたまま、その患者の立場で発言をしていただきます。この時の患者さんのご意見は、**患者の背景や思いを考えて関わることの大切さを気づかせ、さらに心にも残る**ようです。

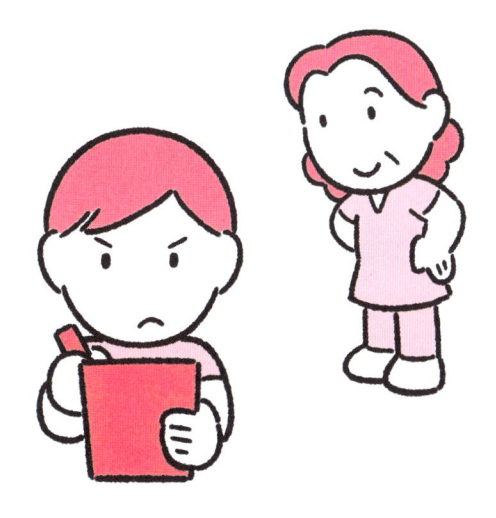

# 5 新人看護師のストレスをスッキリ解消！ 「ストレス・マネジメント研修」

前橋赤十字病院　小野久美子

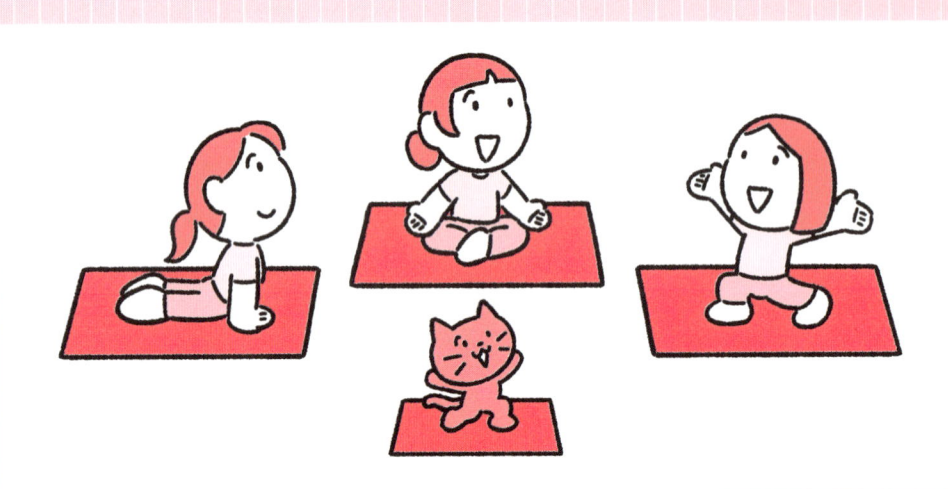

| 対象 | 新人看護職員 |
| --- | --- |
| 目的 | 職場におけるメンタルヘルスについて学び、自己のストレス・マネジメント能力を養う |
| 目標 | ①看護部職員を取り巻くストレス要因について学ぶ<br>②メンタルヘルスの保ち方について学ぶ<br>③自己の傾向を知る<br>④ストレスへの対処方法を学び、実践できる<br>⑤同僚と楽しく過ごし、明日以降の活力を養う（※ 2023 年度に追加） |
| 病院規模 | 病床数：555 床／職員数：1638 人（看護職員 841 人）／看護配置：7 対 1（一般病棟）（2024 年 10 月現在） |

## この研修のポイント！

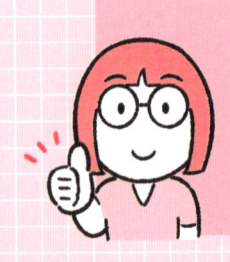

この研修の魅力は、院内の臨床心理士を巻き込んで、失敗経験を踏まえながら研修内容を構築していく点です。開催時期を部署配属の 3 か月後に設定し、タイムスケジュールで午後の内容を「お楽しみに♡」とだけ記載するなど、工夫が光ります。ヨガやゲームを取り入れた体感型でストレスへの対処法を学んでいきます。また、教育専従看護師の介入を制御することで研修企画者の主体性を引き出し、研修後の達成感につないでいる点も大きな魅力です。

### 改良を重ねて進化する研修

　前橋赤十字病院（以下、当院）の新人看護師は、4月から6月までの間、2週間ずつ4か所をまわるローテーション勤務を経て、7月に正式に部署に配属されます。**毎年、配属から3か月が経つ9月末に「ストレス・マネジメント」研修を実施しています。**

　はじめは院外講師を招いて実施していましたが、3年前からは当院の新人看護師の様子をよく理解している**院内の臨床心理士に講師を依頼**するように変更しました。院内講師となったことで、当院の環境に配慮した講義内容に変更できました。

　しかし、変更から2年目に「最近あった落ち込んだ体験」をグループ内で共有し、ひとつの事例について対策を考え発表するという演習がうまくいっていないことに気づきました。自分の落ち込んだ体験（先輩からの指導場面）を発表することに抵抗を感じる新人が多かったのです。院内の講師だからこそ、懸命に指導してくださる先輩に対してストレスを感じた事例を発表できず、かえってストレスを溜めてしまったという感想が数件寄せられました。

　そこで、新人看護師が全員集まる貴重な機会となる本研修を、**同期の絆を強め、笑顔で「ストレスを発散できた」と言える研修へ**と再企画することにしました。

**タイムスケジュール** 講義とリラックスをバランスよく

　当日のスケジュールは以下、表1のとおりです。

| 時間 | 内容 |
| --- | --- |
| 8:30 〜 8:35（5分） | 導入 |
| 8:35 〜 9:00（25分） | アイスブレイク　①ヨガ（5分）、②グループに分かれて自己紹介『今ストレスに感じていること』『私のストレス解消法』 |
| 9:00 〜 12:15（195分） | 講義「ストレス・マネジメント」：臨床心理士 |
| 12:15 〜 13:00（45分） | 休憩 |
| 13:00 〜 13:05（5分） | 導入、研修担当5名の自己紹介 |
| 13:05 〜 13:35（30分） | 講義「自分を知る／相手を知る」「リフレーミング」 |
| 13:35 〜 13:45（10分） | 移動・準備 |
| 13:50 〜 14:20（30分） | お楽しみ①（ヨガ）（受講者には「お楽しみに♡」とだけ記載） |
| 14:20 〜 14:25（5分） | 休憩・移動 |
| 14:25 〜 15:35（70分） | お楽しみ②（ゲーム）（受講者には「お楽しみに♡」とだけ記載）・椅子取りゲーム・なんでもバスケット・クイズ・ジェスチャーゲーム |

表1　研修のタイムスケジュール （→次ページへ続く）

（表1の続き）

| 時間 | 内容 |
| --- | --- |
| 15:35 〜 15:45（10分） | 休憩・移動 |
| 15:45 〜 16:45（60分） | 講義「人生逆境マップ」<br>演習：自分の「人生逆境マップ」を作成し、グループ内で発表<br>研修担当者5名の「人生逆境マップ」の発表：逆境の乗り越え方の実例を紹介 |
| 16:45 〜 16:55（10分） | 表彰式：ゲーム優勝チームの表彰 |
| 16:55 〜 17:00（5分） | まとめ |

## 研修内容　ストレス発散とチームビルディング

　午前中は、前年と同様に院内の臨床心理士に依頼し、自分たちがどのようなストレスにさらされているのか、ストレスがもたらす症状とは何か、また、その対処法についての講義をしてもらいました。午後は、研修企画委員が分担し、体を動かしてストレスを発散したり、ゲームを通して同期との絆を強めたりする時間としました。新人看護師が**笑顔で研修を終えることを目標**とし、研修のお知らせには午後のタイムスケジュール欄に「お楽しみに♡」とだけ記載して配布しました。

## 研修のポイント　楽しみながら「自主性」と「協力」を育む工夫

### ポイント1　企画担当者は挙手制で

　研修企画のメンバーは、研修を企画した経験がないものの自ら手を挙げて参加してくれた人で構成しました。教育専従看護師から企画の意図を聞き、それぞれが情報収集し、得意分野を生かして研修内容を決定しました。専従看護師は全体の流れの確認や困ったときだけ相談に乗ったり、教育的な視点のアドバイスを伝える程度の関わりとしました。このアプローチは、研修終了後の企画担当者の達成感を高めることにつながりました。

　月1回の会議時間を利用して、準備状態の確認と進行の確認を繰り返し行いました。会場の配置を頻繁に変更する必要があったため、**タイムスケジュールに詳細な動きを記載**し、企画担当者それぞれが首尾よく行動できるようにしました。

### ポイント2　「お楽しみの時間」の工夫

　ゲームは**チームで協力して解決する**ものを取り入れ、同期の絆が深まるようなものを行

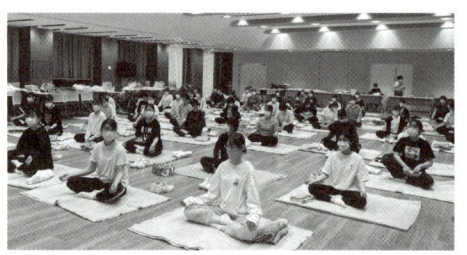

写真1　ヨガでストレス発散

いました。お題は**日常の看護場面に関連するもので、実践を楽しく振り返られるような工夫**をしました。ヨガの時間は、静かに眠ってしまえるような静かで穏やかな時間を長くとり、**「リラックスする方法」**を伝えました。

### ポイント3 　「自由に語り合える場」の提供

　グループワークでは、あまりタスクを介入させず、自由にストレスに感じていることを同期と語ってもらうようにしました。演習の終わりには、先輩の失敗談や、その時どう乗り越えたかを語ってもらう時間をつくりました。研修生はとても真剣な表情で聞き入り、発表した研修担当者は忙しい実践のなかでなかなか伝えられない自己の経験や新人看護師に**「一緒に頑張っていこう」**という思いを伝えることができました。

### 研修の成果 　新人看護師の休職傾向が減少

　全研修生が、本研修の目標5つを達成できたと評価しました。午前の講義は時間を短くした分、内容が濃くなりましたが、研修生は集中して受講していました。午後の時間は研修生がリラックスした表情を見せたり、笑顔で飛び跳ねる様子が見られたりし、研修生からは「楽しい」という発言が繰り返し聞かれました。

　配属部署では見られない表情で、気持ちの切り替えができたことがうかがえます。前年度と比べて、**9月以降に休職をとる新人看護師が少ない傾向**となりました。

### 参加者の声 　一部をご紹介します

> ・配属から3か月、身体的・精神的に疲れが出てきたタイミングにこの研修があってよかった。
> ・他の部署の人と悩みを共有でき、ほっとする時間があった。
> ・ヨガははじめてだったが、体が伸びるのをすごく感じた。配属されてから肩こりに悩んでいたので、自宅でも積極的に実践していきたい。
> ・先輩看護師のこれまで悩んできたこと、どう立ち直ったかなどをふだん聞く機会がなかったので、とても貴重な経験になった。
> ・久しぶりに同期と話すことができた。同期や友達、家族に支えられているなということを実感したため、まわりの人たちを大切にしていきたいと思った。
> ・リフレーミングを学んで、マイナスからプラスへ思考を変換して考える方法を知ることができたため、活用しながら過ごしていこうと思った。

# 6 不安を乗り越えるヒントに！「新人看護師の離職防止研修」
（主催　京都府看護協会）

医療法人社団洛和会　大谷雅江

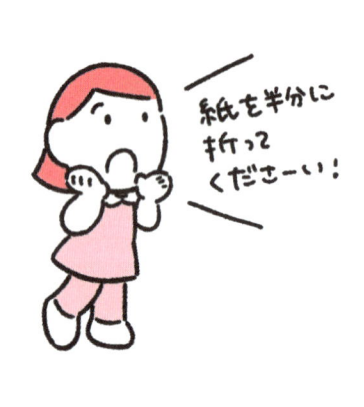
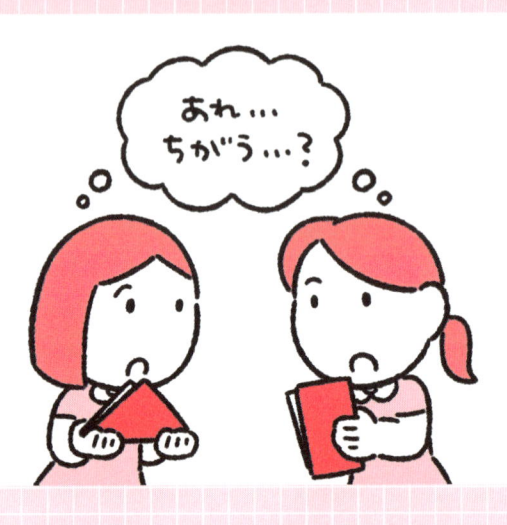

| | |
|---|---|
| **対象** | 新人看護師 |
| **目的** | ①不安と緊張の高い職場環境のなかで、自身の不安やつらさを素直に正しく表現できる方法を学ぶ<br>②グループワークを通して、自分も周りも大切にできるコミュニケーションを学び、今後の看護に生かせるヒントを見つける |
| **目標** | ①看護の仲間をつくることができる<br>②振り返りを通して自分の強みと弱みをとらえる<br>③自分の心と体をケアする方法が言える |

### この研修のポイント！

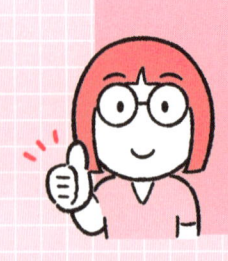

新人のリアリティショックが高まる6月に研修を開催する点がいいですね。同じ悩みを抱える新人が集うことで気持ちが楽になったり、明日からの活力を得る様子がうかがえます。看護協会が主催するメリットは、院内に同期が少ない新人も組織を越えて横のつながりをもてる点です。また、組織外の人との交流では素の自分を出しやすく、気負うことなく自己開示が可能に。これによりフィードバックを得やすくなり、成長につながることが期待されます。

**研修のきっかけ** 新人看護師にエールを送りたい！

### コロナ禍で教育の環境が大きく変化

　2020（令和2）年1月、COVID-19の国内初の感染者が報道され、第1波から次々と感染の波が訪れ、医療業界は未曽有の事態に直面しました。何が起きているのか、どう対応すればよいのか、わからないまま時間だけが過ぎ、多くの犠牲者を見送る日々が続きました。

　ソーシャルディスタンスという言葉が街中で聞かれるようになり、マスク装着が当たり前になりました。医療現場でも集合研修が無くなり、オンライン研修が日常化しました。気づけば、マスクを着けたままの顔しか知らない新人看護師が増えてきました。院内会議までもがオンラインになり、看護協会主催の研修も中止やオンラインへの切り替えが進みました。対面での研修は人数制限され、教育の環境が大きく変化しました。

　COVID-19の感染拡大が終息し始めた2022（令和4）年1月頃、当時京都大学医学部附属病院のキャリアセンターにいらした内藤知佐子先生から、「新人看護師の離職防止のために、一番離職が増える6月頃に研修をやってみませんか。大谷さんの経験を生かして、新人看護師にエールを送る講義をしてほしい」と声をかけていただきました。

　新人看護師は、就職する施設に対して期待と不安を胸に、緊張しながら部署に配属されます。「本当に看護師としてやっていけるのか」「部署になじめるのか」「周囲と同じように一人前の看護師になれるのか」といった不安は、誰もが抱くものです。私自身の経験を踏まえ、**新人看護師がこれらの不安を乗り越えるためのヒントやきっかけを提供できれば**と思い、この研修を引き受けることにしました。

**タイムスケジュール** 5つの講義と演習

　研修は朝10時よりスタートします。下記の5つの項目に沿って講義を組み立てています。
　1回の講義、演習に対して約50名程度。グループワークは1グループ5〜6名で構成します。

---

①看護の仲間をつくる（50〜60分）
②人生を振り返る（50〜60分）
休憩
③心と体をケアする（50〜60分）
④自分を知る（50〜60分）
⑤自分への手紙を書く（30〜40分程度）

---

## ▶他施設の同期との交流の場にも

　この研修は、**新人看護師を対象に、入職3か月目（6月頃）に行われる**ものです。まだ社会人としても不慣れな時期であり、統計上、離職願望が最も高まる時期でもあります。そのため、このタイミングで講義を行うことにしました。

**「苦しいのはあなただけではない。同じ境遇でがんばっている看護の仲間がこんなにいるんだ！」と実感してもらう**ことがねらいです。

　そのために、自部署を離れて外部の研修に参加し、他施設の同期との交流を通じて現場の重圧から解放されることを期待しています。交流を通じて、自分のことを他施設の同期に知ってもらい、励まし合うことができます。

## ▶①看護の仲間をつくる

「看護の仲間をつくる」時間には、以下のような活動を通じて、新人看護師が自信をもってチームの一員として成長できるよう支援します。

- **アイスブレイク**：A4用紙に自己紹介を記入し、グループ名を共通点から決めます。
- **折り紙ゲーム**：指示通りに折り紙を折り、伝達の難しさを体験します。
- **「チームの鎖づくり」ゲーム**：チームでA4用紙を使って鎖をつくり、リーダーシップ、状況モニター、相互支援、コミュニケーションの重要性を体感します。ゲームは3回行い、条件が徐々に難しくなります。
- **ディスカッションと振り返り**：ゲームの後、うまくいった点や改善点を話し合います。
- **動画視聴とグループディスカッション**：動画を見て、チームステップスの紹介とともに医療現場でのコミュニケーションやリーダーシップなどについて議論します。
- **チーム活動の共有**：各自の経験を共有し、役割意識の重要性を確認します。
- **ジョハリの窓の紹介**：自己開示とフィードバックの重要性を学びます。
- **失敗の共有**：最近の失敗をグループで共有し、学びと励まし合いの機会をもちます。

　すべては紹介しきれないので、いくつかに絞って説明します。

## 【4コマ自己紹介】

　研修の冒頭で、A4用紙1枚を配布し、4分割してもらいます。左上の枠には施設名、部署名、氏名、フリガナを記入し、右上の枠には「今、愛して止まないもの」を記載してもらいます。左下の枠には、自分の出身地をイラストで描いてもらいます。これを3分程度で完成させます（資料1）。

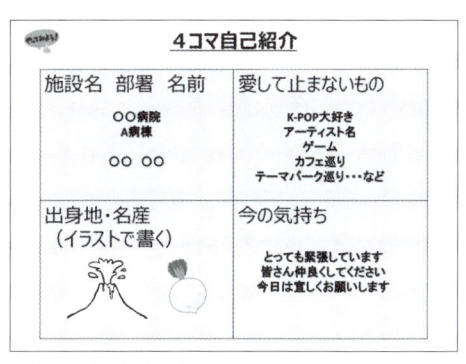

資料1　自己紹介の際に使用するスライド例

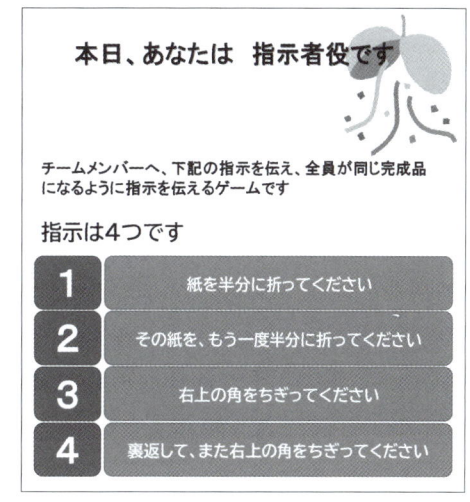

資料2　チーム名の記載方法のスライド例

　その後、自己紹介に進みます。1人あたりの自己紹介時間は1分とし、続けて質問タイムを3分設けて進行します。左下の「出身地・名産」のイラストを見て出身地を当てることも行います。たとえば、大阪ならたこ焼きの絵、滋賀県なら琵琶湖の絵、奈良県なら大仏、鹿児島県なら桜島の噴火の絵など、様々な表現があります。イラストはその人のセンスによりますが、たこ焼きがたこ焼きに見えないこともあり、質問が広がり、自然に笑顔が生まれます。最後に、今の率直な気持ちを述べてもらい、自己紹介終了です。

資料3　折り紙ゲームの指示のスライド例

## 【チーム名を決める】

　自己紹介が終わったら、次はチーム名を決めてもらいます。「共通点探しの旅」と題して、メンバーの共通点をチーム名にします。習慣、趣味、スポーツ、アニメ、映画、ショッピング、野外活動、アイドルグループ、K-POPなど、好きな物をどんどん挙げて共通点を見つけ、5分程度でチーム名を決めます。

　決まったチーム名は、A3用紙で作成した三角柱の三面に記載し、チームの真ん中に立てます（資料2）。その後、マイクを回して、なぜその名前にしたのか経緯を聞き、本日はこのグループでがんばりましょうという感じで進めていきます。

## 【折り紙ゲーム】

　折り紙を使ってゲームを行います。5人チームで、1人が指示役、他の4人に折り紙を1人2枚ずつ配布します。ゲームは2回行います。指示役には決められたセリフが渡され、4つの指示を順に伝えます（資料3）。

　メンバーは指示通りに折り紙を折ったり、ちぎったりします。完成品をチーム内で開い

て見せ、それぞれの違いを共有します。なぜ同じ指示を受けたのに完成品が違うのかを話し合い、伝えることの難しさ、聞き取って、理解して、行動することの難しさを体験します。これにより、メンバーの「メンタルモデル」が共有されていないと医療事故につながることを理解してもらいます。

### ②人生を振り返る

「人生を振り返る」では、以下のような内容で、コミュニケーション、自己成長、チームワークの重要性を学びます。

・**リフレクティブサイクル**：リフレクティブサイクルを用いて、過去の出来事を振り返り、成長の糧にします。記述・描写、感覚、評価、分析、結論、アクションプランの各ステップを経て、出来事の意味を深く考え、次回の対策を立てます（資料4）。

・**「あなたの人生逆境マップ」をつくろう**：高校卒業から現在までの逆境を振り返り、どう立ち直ったかを共有します（資料5）。これにより、互いの経験から学び合います。チーム内で、落ち込んだ時期やその克服方法を話し合い、共感と気づきを得ます。

・**未来の自分を描く**：5か月後にどんな看護師になっていたいかを考え、価値観や目標を明確にします。現在の自分を俯瞰し、5か月後のために3か月後はどう過ごしているかなど具体的な行動計画を立てます（資料6）。

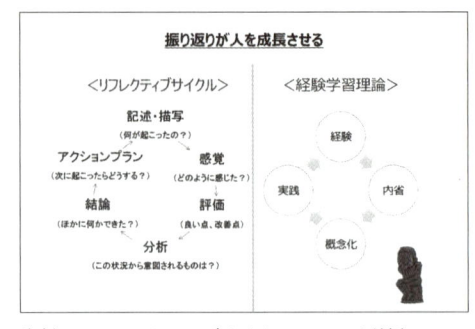

資料4　リフレクティブサイクルのスライド例

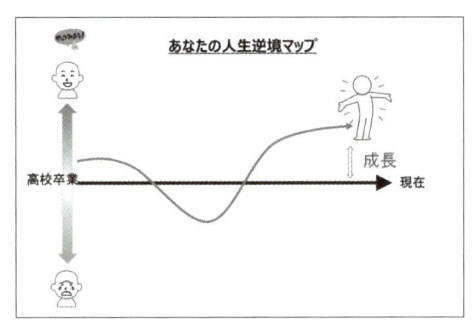

資料5　人生逆境マップのスライド例

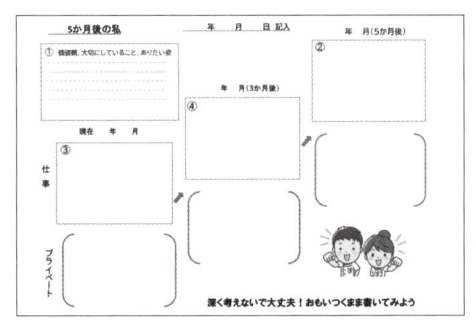

資料6　「未来の自分を描く」スライド例

### ③心と体をケアする

ここでは、以下の活動を通じて、新人看護師が心と体のケアを学びます。

・**レジリエンス（逆境力）を学ぶ**：ポジティブ変換、自尊感情や自己効力感の向上、感情のコントロール、楽観性、人間関係の重要性を学びます。思考タイプを知り、リフレーミング技術を使ってネガティブな考え方をポジティブに変えます（資料7）。

・**自尊感情を高める**：弱みを強みに変えるリフレーミングワークを行い、互いの弱みをポジティブに変える練習をします（資料8）。様々な角度から物事を見つめ直し、心の軸を

整えます。

- **自己効力感の向上**：成長体験や成功体験を振り返り、自己効力感を高めます。成功体験や自己承認を通じて、自信をもつ方法を学びます。
- **マインドフルネス**：瞑想を取り入れ、目の前のことに集中する方法を学びます。リラックスし、呼吸に注意を向け、集中力とストレス対策の効果を実感します。「自分の中のぐるぐる」（マインドワンダリング＝心の迷走）を大きくしないことが重要です。
- **セルフモニタリング**：自分を観察し、ストレス反応を認知し、適切な対処方法を見つけます。嫌な出来事に対してプラスの行動を取り入れることで、ネガティブなサイクルを回避します。

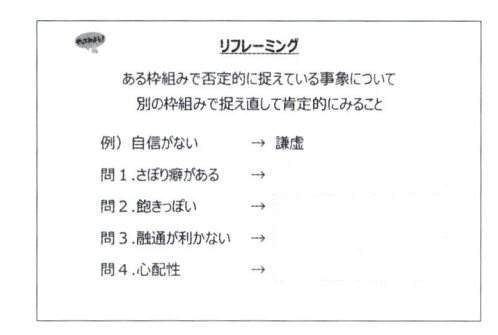

資料7 「リフレーミング」のスライド例

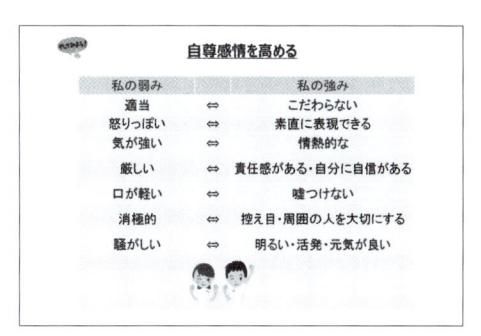

資料8 「自尊感情を高める」スライド例

- **コーピングレパートリー**：認知的および行動的コーピング方法を学び、自分に合った対処法を見つけます。好きなものをイメージしたり、自然のものに触れたり、様々な方法でストレスを解消します。
- **楽観性の育成**：日常の困難を楽観的にとらえる方法を学びます。ネガティブな状況をポジティブに捉え直し、ていねいに目の前のことに向き合う姿勢を養います。

### ④自分を知る

「自分を知る」では、以下の内容で、リアリティショックにどう対処すればいいかを学び、看護師として成長するための力を養います。

- **リアリティショックの理解と対処法**：新人看護師が職場で仕事を始めた際に感じる現象であるリアリティショックとは何か、その原因や影響について学びます。ショックに陥る時期や人間関係が絡むことでのメンタルへの影響について説明し、対処法を共有します。
- **人間関係の構築**：良好な人間関係を築くためのコミュニケーション技術を学びます。自己開示を積極的に行い、先輩や同期との関係を強化します。
- **計画スキルのトレーニング**：ハプニングの予測や情報収集の方法を学び、仕事の段取りを効率化します。先輩との打ち合わせを通じて、看護のポイントを共有します。
- **自信を育てる**：自分で決めたことを実行し、結果よりも過程に目を向けることで自信を育てます。ネガティブな状況を乗り越えるためのコーピング手法を活用します。

「自分への手紙を書く」では、新人看護師が自己理解を深め、自信をもって成長し続けるための力を養います。

・**半年後の自分へのメッセージの作成**：「２０○○年○月の大切な私へ」というテーマで、半年後の自分に向けたメッセージを書きます。

たとえば、「どう？　がんばってますか？」「6月の私は、昨日インシデント起こしちゃって、今は少し落ち込んでいます。半年後には少し成長した自分になってるかな？」など、現在の自分への労いの言葉を書きます。また、自分の強みを確認し、それを半年後の自分に向けてメッセージにするのもいいでしょう。今の状況や感情を共有し、未来の自分に励ましの言葉を贈ります（資料9）。

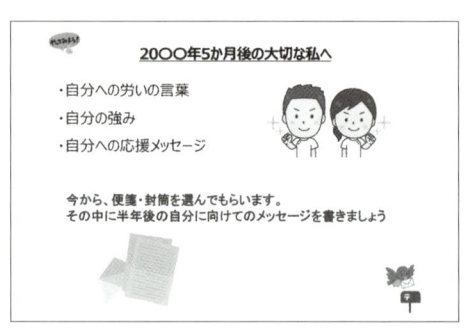

資料9　「自分への手紙」スライド例

■ ⑥研修の振り返り

研修内容を振り返ります。心に残ったスライドや明日からチャレンジしたいことなどを考え、グループ内で共有します。

## 研修のポイント　先輩として伝えられることを大切に

新人看護職員が抱く期待や不安に対して、可能な限り具体的に臨床での経験を交えながらお話するように心がけています。

最初のイントロダクションでは、看護の仲間をつくることの大切さを強調します。自分だけが苦労しているわけではない、仲間も同じようにつらい思いをしていることを、研修を通じて実感することで、明日からのモチベーションにつながることを目指しています。

私は医療安全管理者として長年従事してきました。その間、患者さんやご遺族から多くの貴重な経験をいただきました。これらの経験は、今となっては、患者さん、ご遺族からの最大のギフトであり、新たな新人看護師たちに伝えていかねばならない、経験値だと思っています。これから成長していく若いスタッフの心に、これらの経験が残り、彼らの成長の一助となることを願っています。

　約5時間の研修（午前2時間、午後3時間）は、自己紹介から始まり、多くのグループワークを通じて進行します。同じ境遇の仲間たちと多く語り合うことで、互いに打ち解け、最後にはLINE交換している姿をよく見かけます。入職後3か月の一番苦しい時期に、**同じようにつらい思いをしている仲間と共感できることが、安心材料となっている**ように思えます。

　研修には大学病院や総合病院のように500床、1000床を超える施設から、50床程の単科施設まで様々な参加者が集まります。しかし、皆が1年目という共有の課題を抱えており、看護の道でがんばろうと踏ん張っている新人看護師たちはとても眩しく見えます。

　この1年目のつらい経験は、看護師人生のなかで何年経っても忘れられないものです。数年後、彼らが先輩看護師やベテランと呼ばれるようになった頃に、この経験を思い出しながら後輩に語っている姿を想像すると、とても感慨深いものがあります。この研修を通じて、彼らがその時期を乗り越え、成長していくことを願っています。

**参加者の声　一部紹介します！**

・新卒のほかの病院の同期と知り合えて良かった
・施設に戻り良いコミュニケーションが取れそうです
・同期とたくさん話せてうれしかったです
・うれしかったこと、つらかったことを同じグループの人たちと話せて、自分だけではないのだと改めて知る機会になりました。楽しかったし、うれしかった
・業務のなかで、思い込みもあるので、しっかり相手に明確に伝えるために、1つひとつ言葉選びが大切なことも学べた。また記録が自分を守る材料になることも改めて実感しました
・語ることの大切さを学べた
・一人ひとり価値観が違うということを理解したうえで、先輩や同期と支え合って看護していくことが大切だと実感した
・3か月間働いて、苦難がありましたが、このような研修で同期と分かち合い、共感やアドバイスをいただき心が休まりました。これからもがんばろうと思えました
・今自分が悩んでいることは同期のみんなも同じだと思えて、不安をひとりで抱え込まなくて良いんだなと思えました

メンタルヘルス

# 参加者、企画者ともにHAPPYな研修「新人と先輩看護師集まれ！　二人三脚交流会」

**兵庫県看護協会　看護師職能Ⅰ委員会**

佐藤隆平・高濱和美・川井正子・住谷良恵・古川久美子・大磯佳子・田川早苗・松本ゆかり

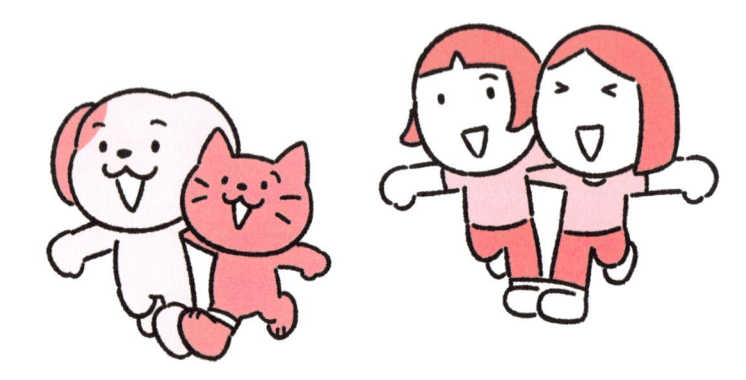

| 対象 | 新人看護師とその先輩看護師（プリセプターなど） |
|---|---|
| 目的 | ①新人看護師と先輩看護師が相互理解を深める<br>②新人看護師と先輩看護師の自尊感情やコミュニケーション能力を高める |
| 目標 | ①新人看護師と先輩看護師が、お互いの意見を聞きながら協力することができる<br>②新人看護師と先輩看護師が、自己を肯定することができる<br>③新人看護師と先輩看護師が、所属施設外の参加者と話すことができる |

**この研修のポイント！**

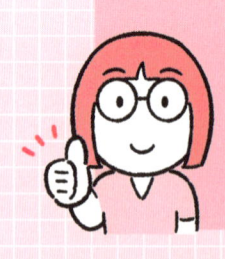

この研修の魅力は、事前調査をもとに学習者のニーズを取り入れて、いつもと違う"楽しい"を感じられる研修設計になっている点です。今回の調査では、新人の離職や休職等に関する理由の第1位は「先輩看護師との人間関係」でした。研修では、互いの力を頼らないと解けないクイズラリーを設定し、新人が指導者を助ける場面を演出。これにより絆が深まるだけでなく、指導者が新人の頼もしさを実感できる時間となっているのが特徴的です。

**先輩看護師と新人の絆を深める機会をつくりたい**

### 職場に安心して相談できる先輩がいない……

　兵庫県看護協会看護師職能Ⅰ委員会（以下、当委員会）では、病院領域が抱える課題のひとつ、「新人看護師」に焦点を当てて検討を重ねてきました。本研修は、当委員会が取り組んだ**「COVID-19流行期の新人看護師の離職および休職・休暇・休業制度利用と教育に関する実態：記述研究」**の研究結果をもとに実施しています。以下に、その研究内容を説明いたします。

　日本看護協会の報告によると、新卒看護師の2021（令和3）年度の離職率は、2005（平成17）年以降初めて10％を超えました[1]。この背景には、COVID-19の流行により看護師養成課程で臨地実習を十分に行えない状況が影響していると考えられます。これにより、従来とは異なる離職理由が新たに生じていると予測されました。

　この状況を踏まえ、兵庫県内のCOVID-19流行期における新人看護師の離職や休職等の制度利用、また教育に関する実態を、新人看護師研修担当責任者を対象に調査しました。調査には119名が回答し（回収率55.3％）、その結果、2021年度の新人看護師の離職の増加したという割合は36.1％、休職等の制度利用の増加したという割合は29.4％であることがわかりました。

　離職および休職等の理由として最も多かったのは、精神の健康上の問題でした。さらに、「該当する選択肢がない」「その他」の回答を除いた場合、離職および休職等に関連する最も多い理由は**「先輩看護師との人間関係の問題」**であることが明らかになりました。

　以上から、離職や休職の根本的な原因は、先輩看護師と円滑なコミュニケーションがとれないことにあると考えられました。安心して相談できる相手を職場でつくれないことで、人間関係を構築できず、それがメンタルヘルスの不調につながっているのかもしれません。

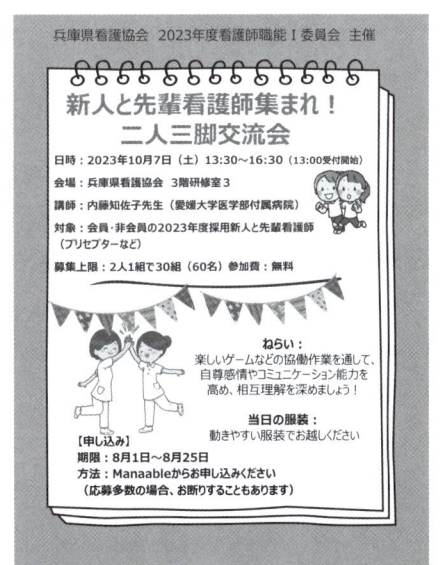

資料1　研修ポスター

### 「楽しい！」と思ってもらえる斬新な研修に！

　これを受けて、**先輩看護師と新人看護師がペアで参加する「コミュニケーション交流会」**（以下、研修）の開催が有効であると考えました。

　しかし、従来の「スクール方式」では相互理

解が十分に進まないという課題があります。また、所属施設から2人以上のスタッフを送り出す管理者が、勤務調整をしてまでスタッフを院外研修に参加させたいと思うような魅力的な研修である必要があります。

そこで、当委員会は従来とは異なる「楽しいかも」と感じられるような斬新な研修設計を行い、それを伝えるための募集ポスターも作成しました（資料1）。

## 対象 新人看護師とプリセプターの 30 ペア

多くの施設が該当するように、会員および非会員を対象にしました。また、参加費は無料としました。しかし、大人数となると全体把握ができないと考え、定員を30ペアに設定し、2023（令和5）年度採用の新人看護師と先輩看護師（プリセプターなど）を募集しました。

## タイムスケジュール 10〜30 分の多様なプログラムで構成

項目それぞれの時間は短めに設定したり、参加者の動きが円滑になるようにプログラム順を考えました。また、所属施設の異なる参加者が打ち解け合えるように、ゲームを前半に行いました（表1）。

| 開始時間 | 終了時間 | 時間 | 項目 | 部屋 |
| --- | --- | --- | --- | --- |
| 13:30 | 13:40 | 10分 | オリエンテーション | A |
| 13:40 | 13:50 | 10分 | 講義 | A |
| ＊部屋を移動しながらクイズラリー | | | | |
| 13:50 | 14:20 | 30分 | クイズラリー | B、C→A |
| ＊受付でお渡しした番号のグループの場所へ移動 | | | | |
| 14:20 | 14:40 | 20分 | シャッフルブレイクタイム | A |
| 14:40 | 14:50 | 10分 | バタフライ | A |
| 14:50 | 15:10 | 20分 | コーチング | A |
| ＊新人・先輩に分かれて各部屋へ移動 | | | | |
| 15:10 | 15:40 | 30分 | 語り | B、C |
| ＊各部屋からAへ移動 | | | | |
| 15:40 | 16:10 | 30分 | 語り全体 | A |
| 16:10 | 16:20 | 10分 | 講義 | A |
| 16:20 | 16:25 | 5分 | 挨拶 | A |
| 16:25 | 16:30 | 5分 | アンケート | A |

表1 タイムスケジュール

**様々な工夫で自尊感情を高める**

### 受付・オリエンテーション

**内容：** 兵庫県看護協会マスコット「のじぎくちゃん」をつけた名札を配布し、グループを決めるくじ引きを行いました。最初は広い研修室で、個人の机を置かず、**参加者は椅子のみで自由に座り、BGM には流行の音楽を使用**しました。

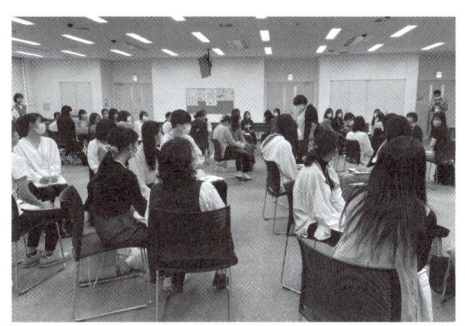
写真 1　机を置かず椅子のみの様子

**意図：** 名札やくじ引きによって「楽しい研修」という期待感を持たせることにつなげました。配置は**雑談のきっかけや心地よい居場所づくり**を行うためです。

### 講義（講師担当）

**内容：** コミュニケーション時に反応することの大切さや、コミュニケーションをとることへのエールを含む講義を行いました。

**意図：** コミュニケーション能力を高めることを目的に、**コミュニケーションのポイントや姿勢**を伝えました。参加者の緊張をほぐすように語りかけながら講義しました。

### クイズラリー

**内容：** 新人看護師と先輩看護師がペアになって問題を解くゲームです。ペアで協力しながら解いてもらえるように、**若者向けの問題と先輩向けの問題**を出題しました（資料 2）。
3室を使用し、クイズをホワイトボードに貼りました。正解が多かったペアには賞状と景品を贈呈し、写真撮影も行いました（写真 2）。

**意図：** レクリエーション効果を期待しました。世代間ギャップのある問題で頼り頼られる仕掛けをし、**お互いが役に立っていることを感じられるよう**にしました。

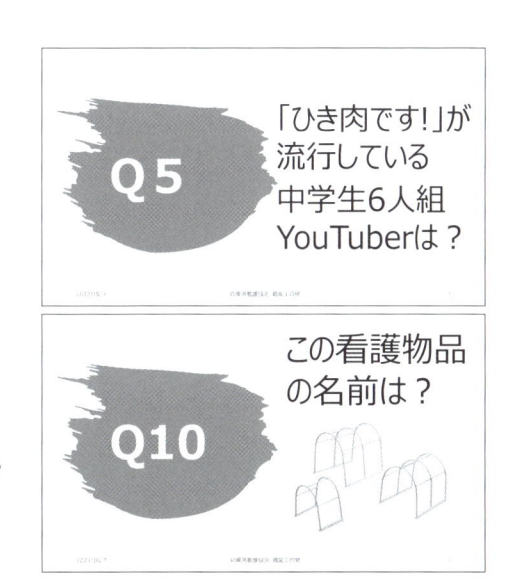
資料 2　クイズのスライド例

また、日常の責任感から解放された状態で楽しむことを目的としました。さらに、**動きのある研修形式のほうが向いている世代であることも踏まえ、あえて3室を使用**しました。表彰は、達成感を得ることを意図しました。

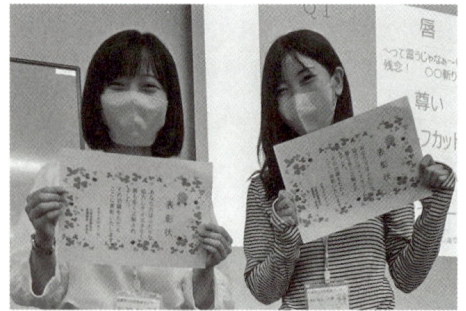

写真2　クイズでの表彰

### シャッフルブレイクタイム

**内容**：自身の椅子を持って、所属施設、**新人看護師と先輩看護師が混在したグループをつくり、BGMが流れるなかで仕事で楽しかったことを話してもらいました**。5分程度経過した時点で話が詰まったら、仕事以外でも楽しいことを話してもらいました。

**意図**：机がないことで物理的距離感を縮め、初対面でも緊張感をほぐしながら、**他施設の参加者ともコミュニケーションをとれる**ようにしました。

### バタフライチェア・テクニック

**内容**：両側性刺激と自己を認める声かけを行う「バタフライチェア・テクニック（バタフライハグ）」の演習を実施しました。

**意図**：**自尊感情を高めること、自宅でも継続して実践できることを目的**としてプログラムに含めました。

### コーチング

**内容**：人間は、4つのタイプ（コントローラータイプ、プロモータータイプ、サポータータイプ、アナライザータイプ）に分けられること、それぞれの特徴や対応のコツについて説明しました。

**意図**：自分のタイプ診断を通して**自己理解を深め、気になる人との関わり方を知る**ことができるようにしました。

### 語り

**内容**：新人看護師と先輩看護師がそれぞれの研修室に分かれ、5人程度のグループをつくりました。新人看護師には先輩看護師について、先輩看護師には新人看護師について「こんな関わりがつらかった・こんなところが困難だった」「ここが良かった」ということを語ってもらいました。**お互いの研修室で語られたことは口外しないルールで心理的安全性を確保**しました。

意図：経験していることを共感できるようにしました。ただし、**愚痴の吐露だけにならないよう**、「ここが良かった」は、20分は確保するようにファシリテーターが誘導しました。

### 🔖 語り全体（講師担当）

内容：最初の広い研修室に戻り、同じ所属の新人看護師と先輩看護師のペアで座り、前の語りで話していた**「ここが良かった」を参考に語り合って**もらいました。

意図：恥ずかしさもあると考え、改めて**「ありがとう」という言葉から開始**しました。このプログラムは特に「自尊感情」を高めることを意図しました。

### 🔖 講義（講師担当）

内容：講師から自分を大切にすることの意味を伝えました。講義中に、講師からの問いかけに対し、**スマートフォンを使用し、その場で自分の思いを文字やスタンプを使ってリアクション**を取ってもらいました。

意図：研修のまとめと、参加者に自尊感情の大切さを印象づけるため、この最後に講師の講義を設定しました。**他者との共通点が見つかることで安心感を生み出し、研修室が一体となる雰囲気をつくりました**。また、自分のメッセージが読まれることの嬉しさや面白さ、新奇性を演出しました。

## 研修のポイント 企画から場づくりまで「ワクワク感」を大切に

### ポイント1 企画・運営者が楽しみ、前例踏襲の研修から脱却した研修設計

　研究結果をもとに、新人看護師と先輩看護師がペアで参加し、相互理解を促す研修としました。また、前例踏襲の研修からの脱却の意識をもち、研修目的を達成するためにどのようなプログラムや工夫が必要かを検討し、内容を吟味しました。

　企画・運営者は、大学、国公立病院、民間病院の様々な所属・職位にある看護師で構成されています。おのおののレディネスで培われた思考を生かして研修企画を検討するプロセスは、企画・運営者としても多くの学びがあり、楽しむことができました。企画・運営者が研修を楽しむ姿勢が、各プログラムの担当者の主体的な

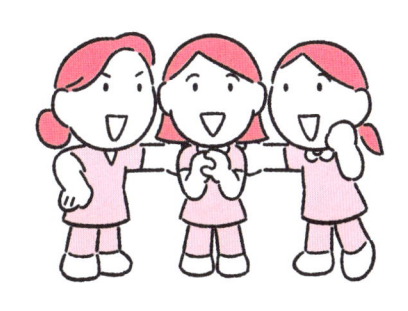

運営につながり、**みんなが参加者を応援しているというメッセージ性を生んだ**と感じます。

### ポイント2 多様なプログラム構成

　研修は、10 ～ 30分の多様なプログラムで構成しました。新人看護師と先輩看護師の距離感を近づけ、所属を越えて仲間づくりができること、モチベーションを高めることなどの効果を期待し、ゲーミフィケーションの要素を取り入れました。

　特にクイズラリーでは、仕事とは無関係の時事クイズを出題し、参加者が仕事から解放された状態で楽しめるようにしました。また、新人看護師と先輩看護師がお互いの力を借りないと解けないクイズとしました。これにより、参加者は**「必要とされる自分」「役に立っている自分」を感じることができた**と考えます。自分の存在意義や役立っている自分を感じることは「所属感」や「貢献感」を生み出します。アドラーは「所属感」「信頼感」「貢献感」の3つを重要視し、これらが自己を勇気づけるポイントであるとしています[2]。

　コーチングタイプ分け診断では、今どき世代が苦手とするコミュニケーションのヒントを得られるようにしました。**自己理解と他者理解が促進**されたと考えます。また、処世術に関する内容も含めたため、対人関係を乗り越えるためのヒントも得られるようにしました。低い自尊感情がバーンアウトに直接的な影響を与えることが報告されているため[3]、自尊感情を高めるバタフライチェア・テクニックも取り入れました。

　研修は3時間で構成されており、先輩看護師と新人看護師の関係性が上手く構築できていない場合でも、**精神的に乗り越えられる時間設定**としました。

### ポイント3 イベント感覚を取り入れる

　研修受付で最初にくじ引きを行い、**偶然性を演出**して研修への期待感をもたせることにつなげました。BGMには、今までの研修でよく聴いたことがあるようなヒーリング系音楽ではなく、流行の音楽を使用しました。これにより、雑談のきっかけづくりや研修の緊張感が緩和する**心地良い居場所づくり**を行いました。また、ふだんの仕事のユニフォームではなく私服での研修参加が、緊張感からの解放や自分らしくいられる空間づくりにもつながったかもしれません。

### ポイント4 複数の人とコミュニケーションをとりやすい状況設定

　多様なプログラム構成のなかで、席を変えることによって常に同じ人といることがないようにしました。これにより、多くの看護師と交流できる場づくりにつながりました。また、**研修室は椅子のみとし、物理的な距離感を近くすることで、心の距離も短時間で縮まった**と考えます。

　研修室はひとつだけではなく、プログラムによって途中で移動することで、参加者に動

きが生まれました。座ってじっと聴講する研修よりも、動きのある研修のほうが若手看護師には向いています。初対面の人とコミュニケーションを取る機会が増えたことで、新人看護師のコミュニケーション練習となったり、所属外の仲間づくりにつながったかもしれません。

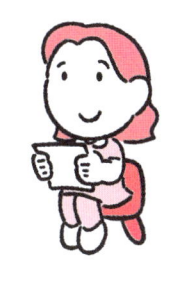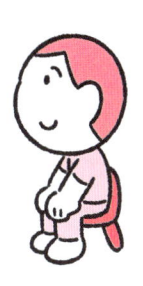

ペアワーク

また、新人看護師同士や先輩看護師同士の場合には、**同じ立場として互いに抱えている悩みや状況を共有することを通して、自身や自施設の環境を俯瞰するきっかけになった**と考えます。

### ポイント5　スマートフォンを使用し、その場で思いをリアルタイム共有

研修参加者はスマホ世代であり、スマホに触れると安心感が生まれると考えます。アプリを使用してスマホから自分の意見を匿名で発信し、共有できる仕組みを取り入れることで、研修室にいる仲間とつながる心地良さがあると感じました。また、リアルタイムで自分の感じたことが研修室の大画面に表示されることで、他者との共通点が見つかり、安心感があったと思います。

さらに、表示されるメッセージを講師が読み上げることで、SNSのLIVE配信風にもなっており、自分のメッセージが読まれる嬉しさや面白さを感じてもらいました。このような**研修らしくない新奇性が、参加者のワクワク感につながった**と考えます。

### 研修の成果　企画・運営者も参加者もHappyな研修へ

#### 参加者の理解・関心・自尊感情の向上

実際の参加者は28ペアで、多施設からの参加がありました。研修の目的に合わせて、研修前後にアンケート調査を実施しました。

表2は、5段階のリッカート尺度を用いて評価した「お互いの理解」「関心」「身近な存在に感じる」という項目についての結果です（有効回答50人）。

新人看護師および先輩看護師ともに、すべての項目で研修後に肯定的な回答の割合が増えていました。

自尊感情については、「ローゼンバーグ自尊感情尺度日本語版」を用いて評価しました。点数は10〜40点の範囲で、数値が高いほど自尊感情が高いと評価されます[4]。その結果、中央値と四分位範囲は研修前の24点（21〜26）から研修後の27点（23〜29）に増加しました。

| | | 研修前 | | | | | | 研修後 | | | | |
|---|---|---|---|---|---|---|---|---|---|---|---|---|---|
| | | 全員<br>(n = 50) | | 先輩<br>(n = 25) | | 新人<br>(n = 25) | | 全員<br>(n = 50) | | 先輩<br>(n = 25) | | 新人<br>(n = 25) | |
| | | n | % | n | % | n | % | n | % | n | % | n | % |
| 理解 | | | | | | | | | | | | | |
| | とても理解できる | 3 | ( 6) | 0 | ( 0) | 3 | (12) | 9 | (18) | 3 | (12) | 6 | (24) |
| | 理解できる | 20 | (40) | 12 | (48) | 8 | (32) | 36 | (72) | 21 | (84) | 15 | (60) |
| | どちらでもない | 24 | (48) | 12 | (48) | 12 | (48) | 4 | ( 8) | 1 | ( 4) | 3 | (12) |
| | 理解できない | 3 | ( 6) | 1 | ( 4) | 2 | ( 8) | 1 | ( 2) | 0 | ( 0) | 1 | ( 4) |
| | 全く理解できない | 0 | ( 0) | 0 | ( 0) | 0 | ( 0) | 0 | ( 0) | 0 | ( 0) | 0 | ( 0) |
| 関心 | | | | | | | | | | | | | |
| | とても関心がある | 9 | (18) | 0 | ( 0) | 9 | (36) | 15 | (30) | 4 | (16) | 11 | (44) |
| | 関心がある | 33 | (66) | 20 | (80) | 13 | (52) | 33 | (66) | 19 | (76) | 14 | (56) |
| | どちらでもない | 7 | (14) | 4 | (16) | 3 | (12) | 2 | ( 4) | 2 | ( 8) | 0 | ( 0) |
| | 関心がない | 1 | ( 2) | 1 | ( 4) | 0 | ( 0) | 0 | ( 0) | 0 | ( 0) | 0 | ( 0) |
| | 全く関心がない | 0 | ( 0) | 0 | ( 0) | 0 | ( 0) | 0 | ( 0) | 0 | ( 0) | 0 | ( 0) |
| 身近 | | | | | | | | | | | | | |
| | とても思う | 8 | (16) | 1 | ( 4) | 7 | (28) | 21 | (42) | 7 | (28) | 14 | (56) |
| | 思う | 30 | (60) | 16 | (64) | 14 | (56) | 25 | (50) | 14 | (56) | 11 | (44) |
| | どちらでもない | 11 | (22) | 7 | (28) | 4 | (16) | 4 | ( 8) | 4 | (16) | 0 | ( 0) |
| | 思わない | 1 | ( 2) | 1 | ( 4) | 0 | ( 0) | 0 | ( 0) | 0 | ( 0) | 0 | ( 0) |
| | 全く思わない | 0 | ( 0) | 0 | ( 0) | 0 | ( 0) | 0 | ( 0) | 0 | ( 0) | 0 | ( 0) |

表2　新人看護師・先輩看護師における理解・関心・身近に感じることについての研修前後の変化

　研修時期については、1～12月の期間で全体の46%（先輩44%、新人48%）が今回の開催月である10月を選択しました。研修時間については、1～5時間で質問した結果、全体の70%（先輩72%、新人68%）が3時間の開催を希望していました。

　上記のような研修の目的に沿った評価は必要ですが、主催者側の自己満足にならないためには、研修を受けたことが臨床に生かされることや長期的な効果を確認することが重要だと思います。これはそれぞれが所属する施設に戻ってからでなければ評価できません。そのため、各所属施設で参加者の変化を観察・評価する方法を検討する必要があると思います。

**参考・引用文献**

1）日本看護協会編：2022 年 病院看護・助産実態調査 報告書，2023.
2）岸見一郎,古賀史健：嫌われる勇気　自己啓発の源流「アドラー」の教え，ダイヤモンド社, 2013.
3）Johnson AR, Jayappa R, James M, et al：Do Low Self-Esteem and High Stress Lead to Burnout Among Health-Care Workers? Evidence From a Tertiary Hospital in Bangalore, India, Saf Health Work, 11 (3)：347-52, 2020.
4）Mimura C, Griffiths P：A Japanese version of the Rosenberg Self-Esteem Scale: translation and equivalence assessment, J Psychosom Res, 62 (5) :589-94, 2007.

ペアワーク

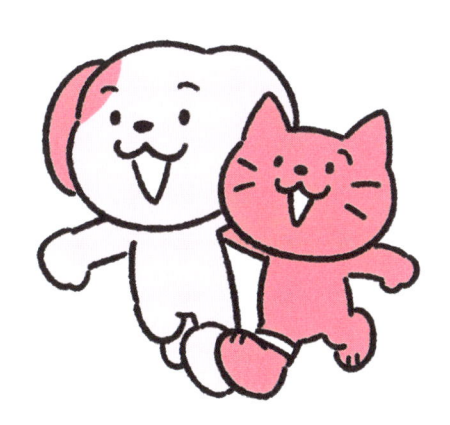

# Q8 昭和のレアポケモンゲットだぜ!? 「新人看護師・看護師長の親睦交流研修」

住友別子病院　榮洋介

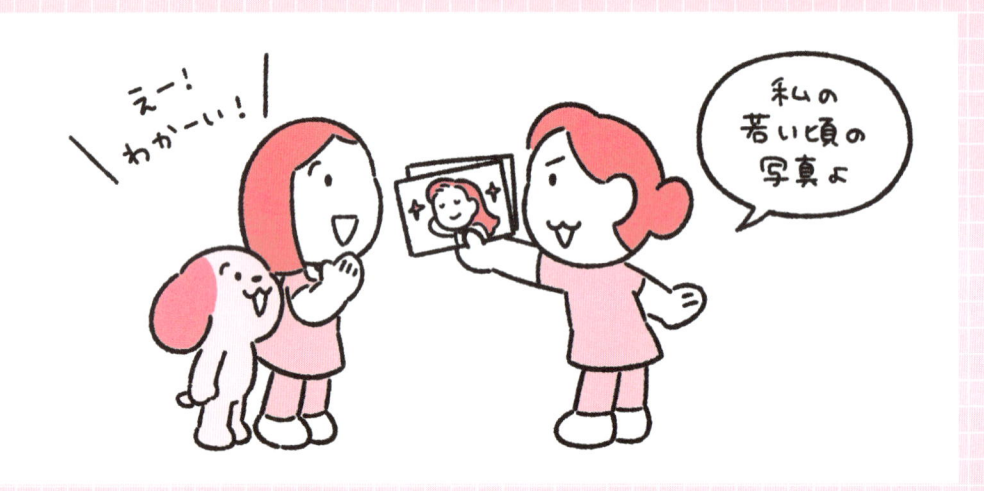

| 対象 | 新人看護師・看護師長 |
| --- | --- |
| 目的 | 自己理解と他者理解を深めて関係性を築き、新人の離職防止につなぐ |
| 目標 | ①互いの新たな一面を知る<br>②研修前よりも心の距離が近くなる |
| 病院規模 | 病床数：360床／職員数：802人（看護師384人）／看護配置：7対1（2023年4月現在） |

## この研修のポイント！

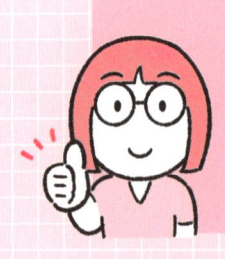

キャッチーなタイトルが魅力的な研修です。「今日は何か面白いことが起こりそう！」というワクワク感が生まれますね。新人の離職予防につなげるために師長と新人が仲良くなることをねらいとしています。師長が新人時代の写真や失敗談を共有することで、新人は師長を身近に感じ、アンケートでも「コミュニケーションが取りやすくなった」と好評。研修のねらいを達成するために何ができるのか、発想力豊かな企画者のアイデアが随所に光ります。

## 研修のきっかけ 「新卒看護師離職ゼロ」を目指して！

### ◆「上長へ相談できない……」

　住友別子病院（以下、当院）の新卒看護師の離職率は、直近5年間で5〜11%程度で推移しており、直近1〜2年は減少傾向にあるものの、依然として高い水準にあります。慢性的な看護師不足のなか、新卒看護師の離職防止は早急に取り組むべき課題でした。

　ここ数年の新卒看護師入職1年後のアンケートでは、78%が「辞めたいと思ったことがある」と答えています。またそのなかから、「辞めたいと思ったとき、だれに相談しましたか」という質問に対しては、複数回答で「家族85%」「同期74%」「メンターおよびエルダー54%」「上司・上長36%」という結果でした。上司・上長に相談できない理由としては、「話すことがとても緊張する」「仕事のこと以外で話したことがない」「忙しそうで相談することが迷惑になると感じる」などが挙げられました。

　当院では、2023（令和5）年度、「新卒看護師離職ゼロ」を目標に掲げました。目標達成のためには、上司・上長へ相談してもらえる環境を整えることが必要です。そのためには、ふだんから雑談を行い、お互いの心の距離を縮めることで、新人看護師の心理的安全性を確保し、相談しやすい環境をつくることが大切です。「辞めたい」という不安の芽をできるだけ小さいうちに発見し、早めに摘み取るために、本研修を実施しました。

## タイムスケジュール 当日の研修の流れ

| 時間（所要時間） | 内容 | 備考 |
|---|---|---|
| 17：00〜 | 会場準備 | |
| 17：20〜 | 受付開始 | BGMを流す（新人が選曲） |
| 17：30〜17：35（5分） | 講師紹介・オリエンテーション | |
| 17：35〜17：50（15分） | アイスブレイク①私の新人時代<br>アイスブレイク②私、こんな失敗しました<br>　　　　　（師長の失敗談を新人へ伝える） | 師長は新人時代の写真を準備。新人も幼少期の写真を準備 |
| 17：50〜18：40（50分） | ミニレクチャー（壁を取っ払う・相互理解）<br>　①4つの世代のお話<br>　②実は私、〇〇なんです（自己開示する）<br>　③応答訓練：目指せ！　明石家さんまゲーム<br>　（何を言っても受け止めてもらえる体験、リアクションを返す練習）<br>　④お互いに承認（心理的安全性・感謝） | |
| 18：40〜18：50（10分） | クイズ | |
| 18：50〜19：00（10分） | まとめ・振り返り | 新人はここで終了 |
| 19：00〜19：30（30分） | お悩み相談会 | |

表1　研修の概要とタイムスケジュール

楽しみながら絆を深める一日

### 🔖 研修準備：グループ分け

新人看護師と同じ部署の師長がペアになる
ようにグループを分けます。新人の配属がな
い部署の師長は、関連する病棟のグループに
入ってもらいます。

### 🔖 アイスブレイク①　新人も師長も写真を持参

師長は新人の頃の写真を、新人看護師は幼
少期の写真を持参し、昔話をしてもらいます。

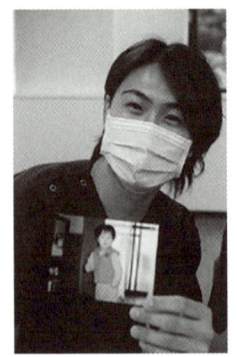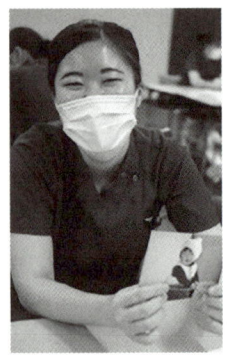

写真1　新人には幼少期の写真を用意してもらう

### 🔖 アイスブレイク②　自己紹介「私、こんな失敗しました」

1) 師長：氏名、生年月日、趣味や休日の過ごし方など自己紹介
2) 新人看護師：氏名、生年月日、趣味や休日の過ごし方など自己紹介
3) 師長：自身の失敗談を共有
4) 新人看護師：自身の失敗談を共有

### 🔖 ミニレクチャー

壁を取っ払い、相互理解を深めるための「4つの世代のお話」についてのレクチャーを
行う（資料1参照）。

### 🔖 クイズ

前半のアイスブレイクで話した内容からクイズを出題し、師長と新人看護師が答えを合
わせます。

### 🔖 まとめ・振り返り

師長から新人看護師へ、新人看護師から師長へ、それぞれ感謝の気持ちを述べて終了し
ます（新人看護師はここで終了となります）。

### 🔖 お悩み相談会

師長ならではの悩みを、講師を交えて座談会形式で共有します。

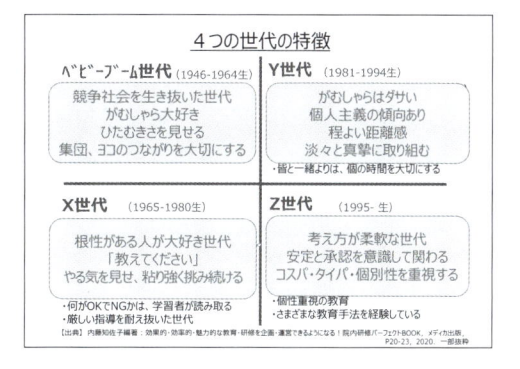

**4つの世代の特徴**

| ベビーブーム世代 (1946-1964生) | Y世代 (1981-1994生) |
|---|---|
| ・学生運動<br>・高度経済成長期に成人を迎える<br>・40歳前後でバブルを経験<br>・団塊の世代 (1947〜1949年)<br>・人口の多さから国の政策に影響力大 | ・ミレニアル世代 (2000年代に成人、社会人)<br>・ゆとり教育、脱ゆとり教育<br>・モノに対する執着がない<br>・仕事にも執着はない (転職のハードルが低い)<br>・プライベート重視<br>・がむしゃらはダサい<br>・皆と一緒よりは、個の時間を大切にする |
| **X世代** (1965-1980生) | **Z世代** (1995- 生) |
| ・団塊ジュニア<br>・バブル期+バブルが弾けた期を体験<br>・スポ根アニメで育つ<br>・受験戦争時代<br>・スパルタ教育<br>・師匠の背中を見て学ぶ学習スタイル<br>・何がOKでNGかは、学習者が読み取る<br>・厳しい指導を耐え抜いた世代 | ・団塊ジュニアの子ども世代<br>・IT普及、パソコンよりもスマホを使いこなす<br>・少子化社会、つねに承認を受けて育った<br>・素直さ、従順さ、受け身<br>・他の世代よりも多様性を受け入れられる<br>・友達親子<br>・個性重視の教育<br>・さまざまな教育手法を経験している |

[出典] 内藤知佐子編著：効果的・効率的・魅力的な教育・研修を企画・運営できるようになる！院内研修パーフェクトBOOK，メディカ出版，P20-23，2020. 一部抜粋

**4つの世代の特徴**

| ベビーブーム世代 (1946-1964生) | Y世代 (1981-1994生) |
|---|---|
| 競争社会を生き抜いた世代<br>がむしゃら大好き<br>ひたむきさを見せる<br>集団、ヨコのつながりを大切にする | がむしゃらはダサい<br>個人主義の傾向あり<br>程よい距離感<br>淡々と真摯に取り組む |
| ・皆と一緒よりは、個の時間を大切にする | |
| **X世代** (1965-1980生) | **Z世代** (1995- 生) |
| 根性がある人が大好き世代<br>「教えてください」<br>やる気を見せ、粘り強く挑み続ける | 考え方が柔軟な世代<br>安定と承認を意識して関わる<br>コスパ・タイパ・個別性を重視する |
| ・何がOKでNGかは、学習者が読み取る<br>・厳しい指導を耐え抜いた世代 | ・個性重視の教育<br>・さまざまな教育手法を経験している |

[出典] 内藤知佐子編著：効果的・効率的・魅力的な教育・研修を企画・運営できるようになる！院内研修パーフェクトBOOK，メディカ出版，P20-23，2020. 一部抜粋

**実は私、〇〇なんです**

・おそらく相手が知らないであろう、自分の事柄を想像します。
それを、相手に見えないようにA4用紙に書き込みます。
そして、思い切って自己開示してみましょう♪

・聴き手の皆さんは、全力で受け止めて反応を返しましょう。

例) 実は私・・・

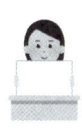

**応答・リアクションのフレーズ**

| | | |
|---|---|---|
| ・ありがとう | ・最高！ | ・あー、そうなんだ！ |
| ・なるほど | ・知らなかった！ | ・いやぁ、ひどいね |
| ・ナイス〜♪ | ・すごい！ | ・うわー、そんなことって |
| ・たしかに | ・センスいい！ | ・ええっ、それはないでしょ |
| ・同感 | ・それで、それで〜 | ・おぉ、さすが！ |
| ・納得 | ・わかる〜 | |
| ・素敵☆ | ・やったね！ | |

【出典】内藤知佐子・他：13の実践レシピで解説！看護を教える人が発問と応答のスキルを磨く本，医学書院，2023，40. に追記したもの

ペアワーク

資料1　研修で実際に使用した資料（一部抜粋）

資料上2点は、内藤知佐子編著：効果的・効率的・魅力的な教育・研修を企画・運営できるようになる！院内研修パーフェクトBOOK，メディカ出版，20-23，2020. より抜粋作成
右下は、内藤知佐子・他：13の実践レシピで解説！看護を教える人が発問と応答のスキルを磨く本，医学書院，40，2023. に追記したもの

## 研修のポイント 両者の垣根を取り払う 6 つの工夫

### ポイント1 BGMの選曲は新人に任せる

　研修前のBGMは新人看護師に選曲してもらいます。師長との研修は緊張しがちなので、新人看護師が少しでもリラックスできるように工夫します。

### ポイント2 ギャップある写真で笑顔を誘う

　アイスブレイク①のために、師長には新人看護師の頃の写真、新人看護師には幼少期の写真を前もって準備してもらいます。**白黒写真やナースキャップなど、時代を感じるものがあればなお良い**です。これにより、新人看護師の面影や師長の新人時代

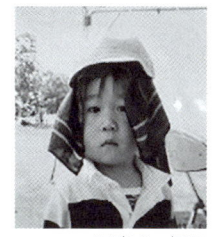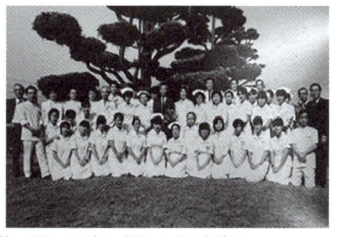

写真2　師長の若い頃の写真に新人も興味津々

を話し合いながら、お互いが笑顔で話せる時間をつくります。

アイスブレイク②の際に、研修参加者には、**後半にクイズがあることをあらかじめ説明**します。クイズは以下の項目から出題されることを伝え、新人看護師はメモを取ることが可能です。これは、新人と師長の双方向の声かけを積極的に促すためです。

> ・師長の自己紹介（氏名、生年月日、趣味や休日の過ごし方など）　・師長の失敗談

**ポイント4　グループワークの活用**

新人と師長が考え、共感し、価値を共有することが重要です。ミニレクチャーの際には、グループワークを増やし、話し合う機会を多くもつことで、**雑談できる関係を築くこと**を目指します。

**ポイント5　協力して答えるクイズで盛り上がる**

新人と師長が答えを合わせる以下のようなクイズを出題しました。メモ確認の時間は1分です。全問正解は9組中4組でした。

> ①師長の生年月日の合計数は？　②師長の趣味は？　③師長の失敗談をひとつ

**ポイント6　学びを共有する**

新人と師長がお互いに学びの共有を声に出して確認します。

**研修の成果　「新卒看護師離職ゼロ」を継続中**

### お互いに新しい発見

研修終了後、研修参加者にアンケートを実施しました。また、研修で使用した写真を「看護部だより」（資料2）に掲載し、各部署へ配布しました。アンケート項目「**この研修で双方（師長さん⇔新人さん）の新しい発見はありましたか？**」に対し、**96％が「あった」と回答**。お互いに新しい発見がありました。印象に残った内容を「師長」と「新人」に分けて整理しました（表2）。

### 相談しやすい環境が整う

　研修での雑談が、日常にないコミュニケーションを増やし、研修前よりも上司・上長に相談しやすい環境へと変化しました。また、例年であれば休日勤務や夜勤開始にともない、体調を崩す新人が見受けられましたが、今回の研修により、新人からも相談しやすい環境（居場所）ができたことで、仕事を継続できています。「新卒看護師離職ゼロ」は現在も継続できており、研修の効果があったと感じます。

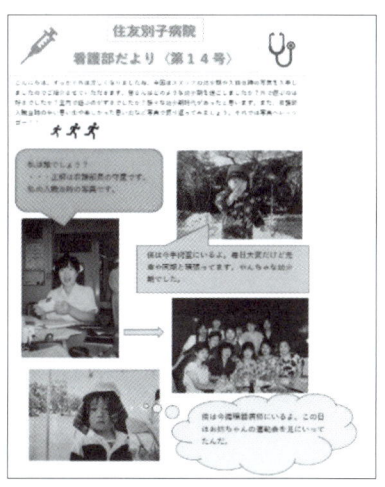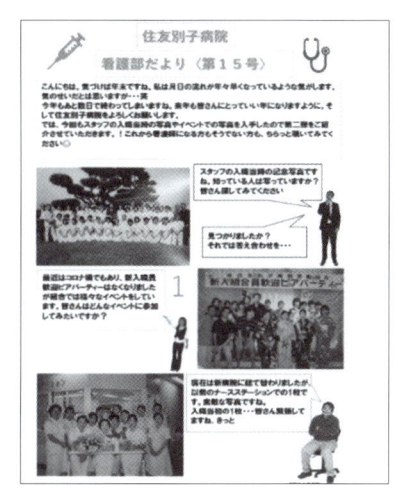

資料2　看護部だよりの例

| | 師長側 | 新人側 |
|---|---|---|
| 写真について | ・服に時代が感じられた<br>・まだ面影を感じる… | ・印象的な姿だった<br>・写真から盛り上がる話がとてもよかった |
| 師長の失敗談 | ・新人の前で失敗談を話すことで、昔を思い出し新人の頃の気持ちを思い出すことができた<br>・失敗談を話すなかで、新人との距離が近くなったと感じた | ・師長さんも自分と同じようなミスをした話を聞いて少し安心した<br>・師長さんの昔話が聞けたこと<br>・以前のカルテがすべて紙であったこと<br>・師長の内面を知ることができた |
| 研修をとおして | ・新人の職場だけでは見えない部分が発見できた<br>・他部署の新人とも距離が近くなった<br>・世代別対応について参考になった<br>・お互いを知り、距離を縮めるには同じ立場で話せる話題があるとよい | ・師長が見る景色と、新人が見る景色の違いに驚いた<br>・世代ごとの特徴を知ることができて、師長への対応も少し変わった<br>・師長さんとクイズをとおして仲を深められたこと<br>・師長と共通の話題があり雑談することができた<br>・世代によってコミュニケーションの方法や関わり方があることを知り、今後勤務するうえで活用したい<br>・師長とのコミュニケーションがとりやすくなった |

表2　研修参加者アンケート「印象に残った内容」

# 9 お互いの経験から学び合おう！「新人看護師研修」

東京女子医科大学病院　河合麻衣子

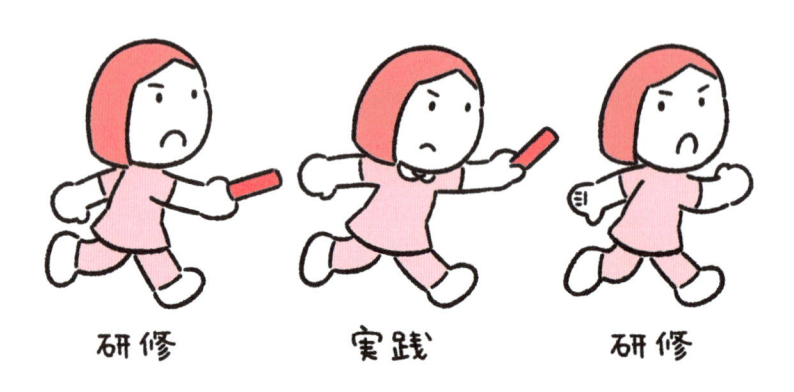

| 対象 | 新人看護職員 |
|---|---|
| 目的 | 自分の看護観や社会人・職業人として求められる姿勢についてじっくり考え、お互いの実践から学び合う場を一緒につくりましょう |
| 目標 | ①日頃の実践の振り返りを通して、成長を確認することができる<br>②明日から実践する具体的な内容を述べることができる<br>③上記を実践し、振り返ることができる<br>※詳細は本文に |
| 病院規模 | 病床数：1139 床／職員数：2302 人（看護師 974 人）／看護配置：7 対 1（一般病棟）（2024 年 4 月現在） |

**この研修のポイント！**

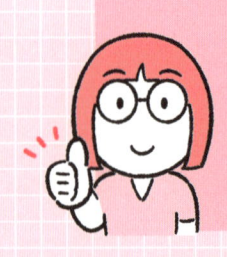

　新人看護職は、通常、年間を通じて研修が組まれています。この研修ではその特徴を生かし、経験学習のサイクルを基盤とした年間計画を立てています。各研修目標に加え、毎回同じ「3つの目標」を問いかける仕組みや「研修と実践をつなぐシート」の存在により、新人は研修で得た学びを実践に生かし、振り返る機会をもてます。研修転移を促す工夫が随所にちりばめられています。河合さんの熱い思いが伝わる内容です。ぜひご一読ください。

**看護を語り合い、互いから学べる場をつくりたい！**

### 「経験学習のサイクル」との出会い

　この研修（研修の仕組み）は、同じ志をもつ人々に支えられ、周囲の協力を得て実現しました。その後も、組織の状況や社会の動きに応じて軌道修正を続けています。筆者が研修担当になって数年後、「どんな研修にしていきたい？」という問いかけを受けました。そのとき、"やっぱりどうにかしたい"という気持ちが強く湧き上がったことを思い出します。

　この一念発起の源は、以前から抱いていた違和感でした。大学での看護基礎教育を経験し、大学病院で看護継続教育に携わるなかで、**「学びを得て希望をもって卒業した新人看護師が、現場に出た途端に自信を失ってしまう」「受け入れる臨床側も新人をゼロからの存在として扱っている」**と感じ続けていました。この違和感をうまく説明できず、もどかしい思いをしていました。しかし、自分の違和感と同じ思いを共有できる人と出会い、それと同時期に**「経験学習のサイクル」[1] の考え方**に大きな影響を受けました。そして、新人看護師や若手看護師の話を聞くたびに、「新人看護師にも学生時代からの学びが蓄積されている」「日々の臨床でチェックリストでは測れない経験から学んでいる」と確信しました。

　経験学習のサイクルを基盤とした研修を構築することで（図1）、「『あ〜、そういうことだったのか！』と腑に落ちる経験」「これからは○○に生かしていこうと動機づけられる経験」に変えられるのではないか。そのために、**看護を語り合い、お互いの実践から学べる場をつくる研修にしたい**と考えました。

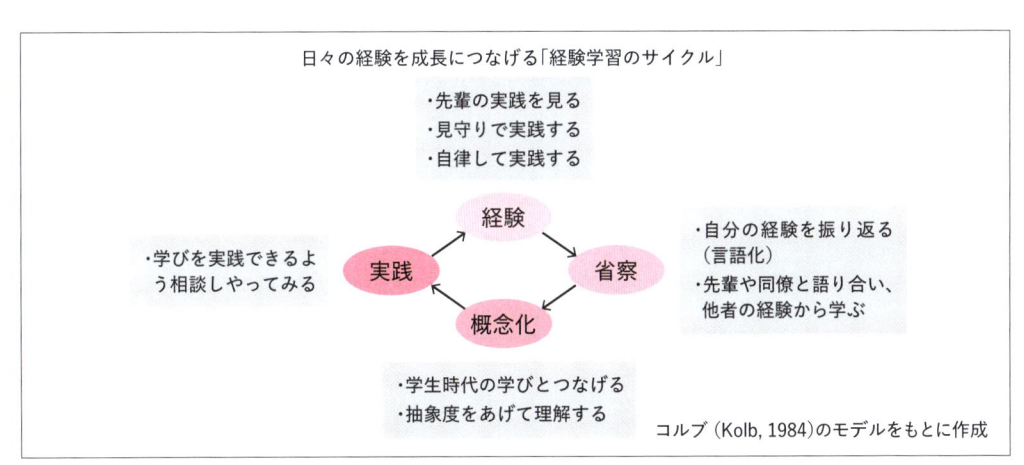

図1　経験学習のサイクル（新人看護師の学びのサイクル）

### 「受けにくる研修」ではなく、「伝えにくる研修」へ

　新人看護師研修の努力義務化以降、研修は当たり前になりつつありますが、医療・福祉

を取りまく社会状況の変化、慢性的な人手不足、看護師の早期離職、COVID-19の影響など、様々な課題が続いています。

　学びの方法も進化し、良質なオンライン教材が増え、「講義を受けるだけの研修」にあまり意味がなくなっていると感じます。

　現在は「受けにくる研修ではなく、伝えに行く研修」に変化し、経験から学び合うことの価値をより強く感じています。

### 研修の目的・目標 「学びと実践の往復」と「成長実感」

#### 新人看護職員研修を通したねらい（年間共通）

　ひと言でいうと、「学びと実践の往復」と「成長実感」です。自分の経験を振り返り、学びを実感し、次の実践に生かす。この循環を大切にしています。

　東京女子医科大学病院（以下、当院）では、必須研修（全員参加の研修）を植物の成長になぞらえた3ステップ（①種をまく⇒②芽を出す⇒③葉を広げ、深く根を張る）で構成し、どんなときも、自分がどんな花を咲かせたいか（どんな看護師になりたいのか）をイメージすることを大切にしています。

　また、研修の内容に応じた具体的な目標に加え、以下の3点は毎回目標として掲げています。

> ・日頃の実践の振り返りを通して、成長を確認することができる
> ・明日から実践する具体的な内容を述べることができる
> ・上記を実践し、振り返ることができる

### タイムスケジュール 研修→実践→研修→実践…

　新人研修の1年間の流れは次の図2のとおりです。

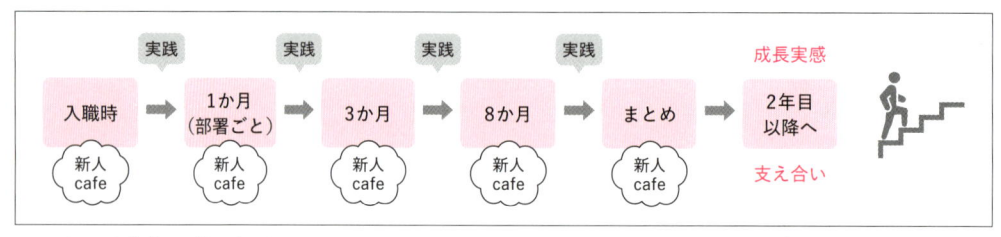

図2　新人看護職員研修の全体像

**いかに「線路」をつないでいくか**

## 「研修転移」はなぜ重要か？

　研修での学びを実践につなぐことはなぜ必要なのでしょうか。中原らは、「企業研修の目的は学ぶことそのものだけではなく、実践されること、成果を生み出すことである」[2]として、「研修転移」の必要性を述べています。学生時代には求められなかった「学びを実践につなげること」を、職業人として心に刻む必要があります。

　新人看護師研修では、「学生と社会人の違いは？」という問いかけを通じて、看護師として学びを患者に還元する意義を考えています。専門職業人としての義務や給料を理由にするだけでは納得できません。私たちは、「リフレクティブな実践者」[3]として、看護を通じて学び、よりよく生きていきたいという思いをもっているのではないでしょうか。そのため、患者や家族、一緒に働く人たちの反応から、自分の看護を振り返り（リフレクションし）[4]、次の実践につなげることが大切です。これが、看護の喜びや成長の実感につながるという思いも分かち合うようにしています。

　1年目最後の研修では、「この1年間で学生とは違うとよくわかった。昔の自分は甘かった（笑）」という声が聞かれます。このように、1年かけて社会人・職業人としての自覚が深まる様子が伝わってきます。そのため、研修の冒頭では毎回、「研修の位置づけ」「研修での学びと実践をつなぐ」「経験学習のサイクルを回していく」「心理的安全性のある場をつくり学び合う」などの話をして、働くこと・学ぶことへの気持ちを整えるようにしています。

　研修での学びを実践につなげるために（研修転移）、もうひとつ重要なポイントがあります。それが「40：20：40の法則」です。これは、研修効果を高めるための労力を、研修前に40％、研修中に20％、研修後に40％かけるというものです。つまり、研修日だけでなく、研修前後の取り組みが非常に大切だということを示しています。「研修ではやっているのに、現場実践につながらない」と悩んでいる方も多いでしょう。私も同じ悩みをもっていたので、この数字はとても腑に落ちるものでした。この考え方を受講者や支援者と共有し、次ページの表1を使って研修前後の取り組みの意味と、それぞれ（受講者・企画者・部署支援者）の役割を説明しています。

　また、課題感を招かないよう、経験を力に変えるために、研修を積極的に活用しようという視点で伝えています。

　上記のような前提があったうえで、以下の4点をポイントと考え、【経験学習のサイクルがクルクル回る】ように研修を企画しています。

**ポイント1** 線路をつなぐ

　図2（72ページ）をご覧ください。本研修は、**同一対象が複数回受講する形式で、研修後に実践したことを次の研修で共有する連続性**を持たせています（例：3か月研修の学びを8か月研修で共有）。1つひとつの研修が独立したものではなく、**線路を次につないでいく**ようなイメージです。

| | 研修前 | 研修中 | 研修後 |
|---|---|---|---|
| 受講者 | 事前学習に取り組む | 実践と関連づけながら学ぶ<br>実践したいこと・できそうなことを考える | 支援を得ながら実践する（事後学習に取り組む） |
| 研修設計 | 現状・ニーズに応じて、研修を設計する | 双方向のやり取り、交流の機会を持つ（学び合い） | 事後課題を提示するリマインドをする |
| 部署<br>（職場環境） | 受講者を動機づける | 研修に専念できるよう快く送り出す | 受講者が学びを実践できるように支援する |
| 研修の学びを実践につなげるために寄与する割合 | 40% | 20% | 40% |

表1　研修と実践をつなぐために　　『研修開発入門 「研修転移」の理論と実践』（中原淳、他、ダイヤモンド社）をもとに、筆者作成

　つまり、「研修後＝研修前」となります。そのため、研修前には前回の研修での学びを実践し、振り返り、ワークシート（「研修と実践をつなぐシート」図3）に記載します。振り返りは難しいですが、他者に問われ、語ることで新たな気づきを得ることができます。ここで支援者（特にベテランの先輩や管理者）の役割が重要です。**部署の支援者には振り返りに伴走し、動機づけて研修に送り出す役割をお願いしています。**

　研修中は、「研修と実践をつなぐシート」に記載した前回の学びを共有し、双方向性を意識し、他部署の同期の実践から学び合う時間を設けています。そして、この時期ならではの悩みをざっくばらんに語り合い、支え合えるような時間を意図的につくっています。最後に、研修の学びのなかから"やってみよう""やってみたい"と思ったことを具体的に考え、「研修と実践をつなぐシート」に記し、グループメンバーに伝えます。これにより、研修報告がしやすくなり、部署でのサポートにもつながります。

**ポイント2** 線路を可視化する

　75、76ページの「研修と実践をつなぐシート」（図3）をご覧ください。A4用紙1枚（両面）のワークシートに沿って、研修前・中・後がつながるようになっています。受講者と部署の支援者が同じ景色を見て、学んだことを現場での実践に生かすことができるように

なります。
「研修と実践をつなぐシート」の最後には「部署の方よりひと言」という欄があります。
　これは部署教育担当者のアイデアで、新人看護師とともに学び合い、支援者自身も成長するという当院の教育体制の根幹を表現している部分でもあります。ただし、部署での支援の差が受講者の学びの差にならないよう、「研修と実践をつなぐシート」を使って個々人が取り組めるようにしています。

「新人看護職員まとめ」研修と実践をつなぐシート

看護部教育委員会

【A・B・C】コース　(　　　　)G　　部署(　　　　　　　　)　氏名(　　　　　　　　　　　　　　)

Ⅰ．研修で学びたいこと

Ⅱ．研修の振り返り＆研修後の実践に向けた準備
　1　本日の研修を振り返り、学んだこと・成長したと思えることはどのようなことですか

2　「明日から活用していきたいこと」を具体的に考えてみましょう
<ポイント>「背伸びせず、少し頑張ったらできそうなこと」
現場に戻って実践しよう！と思ったことは、どのようなことですか？

経験学習のサイクル

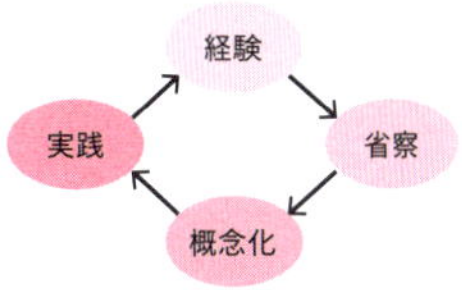


上記のことを、どのような場面で(いつ、どこで、誰に対して)実践しますか？

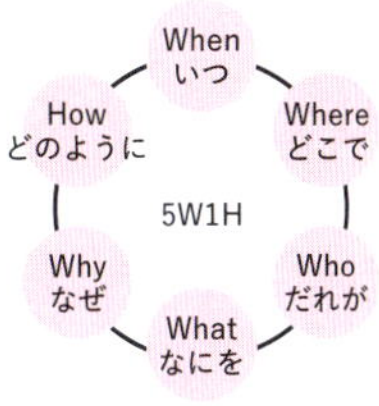


図3「研修と実践をつなぐシート」の例

(次ページへ続く)

図 3 の続き

Ⅲ. 研修後の実践と振り返り
　1　Ⅱ-2「明日から活用していきたいこと」に記載した内容について、具体的にどのようなことを
　　　実践しましたか。また、どのような結果（患者の反応・チームの反応・自分自身の変化等）が得
　　　られましたか
　　＊看護実践の核となる実践能力（ニーズをとらえる力・ケアする力・協働する力・意思決定を支え
　　　る力）

　2　上記の実践により、どのような気づきや学びが得られたり、疑問や関心を持ったりしました
　　　か。
　　　可能な範囲で、そのことについて調べてみましょう（ナーシングスキル・文献等を活用しま
　　　しょう）。
　　＊自己教育能力、研究能力

　　　＜活用した資料名＞：

　3　実践するにあたり、誰とどのように相談・協働したり、支援を得たりしましたか
　　＊組織的役割遂行能力

　　＜部署の方よりひと言お願いします＞

＊ 2024（令和 6）年度より新キャリアラダーに沿って改訂する予定。掲載資料は、2023（令和 5）年度に使用した
　旧キャリアラダーに沿っています。

**ポイント3** **線路がつながっていたかを確認する**

「企業研修の目的は学ぶことそのものだけではなく、実践されること、成果を生み出すこ
とである」[2] とご紹介しました。つまり、研修の評価は「研修での学びを現場で実践でき
たか（研修転移度）」を測ることです[5]。

　当院では、「カークパトリックの4段階モデル」[6] を参考にしています。新人看護職員
研修では、研修当日のアンケートで、関連度・有用度・自己効力感を問い、数か月後には

研修の学びを実践できたかを確認しています。

たとえば、新人8か月研修では新人3か月研修の学びを実践できたかを問います。実践がうまくいったかは問わず、まずは「実践してみること（行動すること）」を重視し、患者の反応を振り返ることを大切にしています。

アンケート結果では、部署の支援を得て、ほぼ100％の方が実践で学びを生かせたと回答しています。研修企画者としては、「研修楽しかった！」という声を聞くと安心しますが、表面的な楽しさだけではなく、「研修楽しかったね」のその先へつながるように、研修の本来の目的を忘れず、現場で実践できるような仕組みを整えることが重要です。これは研修担当者の大切な役割であると肝に銘じています。

### ポイント4　研修と部署をつなぐ架け橋をつくる

当院では、各部署に教育担当者を配置し、月1〜2回の会議に参加してもらっています。教育担当者は、自分が担当する研修の企画・準備・評価を行い、院内研修全般についての声（研修ニーズ・研修後の反応・現場実践の様子）を収集します。また、研修前後の取り組みを支援する役割も担っています。

現場の忙しさや人員配置の差を考慮し、「研修と実践をつなぐシート」を活用して、支援の差が受講者に影響しないようにしています。

### 研修の成果　学習者と支援者ともに変化

#### 学びが実践（ケア）につながった

この仕組みを導入してから、研修での学びを実践することが定着しつつあります。研修後、学びを実践し、ワークシートにまとめます。次の研修でグループワークとして共有するように研修設計しているため、他者からフィードバックを得る機会が生まれ、新たな気づきを得るチャンスとなります。

経験学習のサイクルを回すことで、チェックリストでは測れない成長を実感する機会が得られます。「同期と比べて自分は遅れている」という悩みは、新人看護師に多いものです。チェックリストは均質で根拠に基づく看護を提供するために有効ですが、使い方を誤ると新人の自信を失う原因にもなり得ます。固有の経験からの学びに注目することで、自分の尺度で成長していることを実感できます。

また、教育背景の違いや社会人経験の有無など、多様な背景を持つ新人看護師が同じ研修を受けることが増えており、同じ内容でも難易度など感じ方に差が出ます。このような時、固有の経験を振り返る仕組みがあれば、それぞれに合わせた学びが可能です。

前述したようにワークシートには、部署教育担当者の提案で「先輩からのメッセージ」

を書く欄（部署の方よりひと言）を設けました。当院では、相互に学び合う教育体制を目指しています。新人看護師が先輩から学ぶだけでなく、先輩も新人に問われ、その姿に触発されながら、自分の看護を振り返る機会となります。ワークシートを活用した研修前後の支援は、このような相互の学び合いを促進し、新人と先輩が語り合う機会となっていると感じます。

### 🚩 支援者に生じた変化——「研修が変わった」「受講者の反応が楽しみ！」

研修前後の取り組みを始める際、部署でのサポートを求めました。サポーター自身も学ぶという目的がありますが、忙しい現場では「サポートが大変」と言われることもありました。経験学習のサイクルや「40：20：40の法則」について受講者とサポーター双方に周知し、受講者が学びを現場で実践するようになると、マイナスの声は少なくなりました。

今では「研修が変わった」「（部署の教育担当者から）受講者の反応が楽しみ」といった声が聞かれるようになりました。どの施設も大変な時期が続いていると思いますが、できる範囲でのサポートのお願いをすることで継続をしています。

先輩から新人へのメッセージに「経験学習のサイクルを回していきましょう」と書かれていたのを見たときの感動は忘れられません。研修で伝え、部署の支援者に伝え、配付物にも書き込んできた取り組みが、部署全体に浸透し始め、先輩の視点にも取り入れられたのだと思います。組織の共通言語になっているかどうかは非常に重要なポイントだと思います。

#### 新人看護師が何を学んでいるのか、何に関心があるのかを知る機会となった

技術の到達度はチェックリストで把握できますが、新人が何を学び（どのようにとらえ）、どのように実践しているかを知る機会は多くありません。特にコロナ禍では、スタッフ同士のコミュニケーションが制限され、新人看護師と先輩看護師がお互いを知る機会が減少しました。

筆者らが行ったインタビュー[7) 8)]では、看護学生は「臨床実習が減少し、現場の状況がわからないながらも、看護師として成長できるようにがんばりたい」と思っており、先輩看護師は「コロナ禍で学生生活を送った新人看護師さんをどう支援すべきか悩んでいるが、共によい看護を目指したい」と感じていることがわかりました。

しかし、お互いの思いが伝わらず、「お互いを知り合う機会が必要」と感じました。十分な実習ができないまま就職した新人看護師の学びや関心を知るための支援は、特に必要なことであったと感じています。

### 🚩 私自身（専任の教育担当者）の気づき

#### 「教わる研修から、伝える研修へ」「実践とつながりのある研修へ」

私は看護部専任の教育担当者として、部署教育担当者の皆さんと学び合うことを心がけてきました。部署の状況を共有したり、グループワークのファシリテーションについて相

談したりしています。教育委員会の活動を通じて、人間性に触れ、看護を通じて学び続ける喜びを感じることが何度もありました。

　数年前、手術室の受講者の反応が変わったことに気づきました。全員対象の集合研修では、手術室の受講者は関係ない内容が多いと感じがちでしたが、その声がなくなったのです。そこで手術室の教育担当者に尋ねたところ、研修内容を手術室での実践に引き寄せ、「研修では手術室のことを伝えてきてね」と声をかけて送り出していたと知りました。

　研修を「受けにくる場所」から「伝えに行く場所」に変え、受講者の主体的な参加を後押ししてくださった教育担当者の愛と知恵に心が震えました。たったひと言の魔法です！

　この変化をひと言で表現するなら、**「教わる研修から自分の実践（経験）を伝える研修へ」**の変化です。共に学び合い、部署でサポートしてくれる教育担当者や受講者の皆さんに感謝しています。

## ま と め ！

私たちは日々学んでいます。忙しさや疲労感のなかで走り続け、気づかないことも多いですが、一人ひとりの看護師のケアの１つひとつに確かな学びがあります。時には思い描いた道を歩めず、少し休んだりスピードを落としたり、不本意な配転を迫られることもあるでしょう。

しかし、新人看護師をはじめ看護師の仲間たちと語り合うなかで、一見前に進んでいるように見えることだけが成長ではないと心底思うことができました。日々の何気ないケアや周囲との関わりのなかに、すでに学びがあるのです。研修をひとつのきっかけとして、「実は自分も学んでいた」「もう少しがんばってみようかな」と感じる瞬間が生まれることを願っています。ふと肩の力が抜けたときに、学びを実感できるのかもしれません。

看護師が元気になることは、すなわち患者さんと家族が元気になることです。生涯学習ガイドライン[9]にもあるように、これからは自律的にお互いの実践から学び合うことが求められています。私も皆さんとともに、お互いを師とし、学び続けていきたいと思っています。

### 参考・引用文献

1）松尾 睦：職場が生きる　人が育つ「経験学習」入門，ダイヤモンド社，2011.
2）中原淳，他：研修開発入門　「研修転移」の理論と実践，ダイヤモンド社，2018.
3）ドナルド・A・ショーン，柳沢昌一・三輪建二訳：省察的実践とは何か，2007.
4）東めぐみ：看護リフレクション，医学書院，2021.
5）中原淳，他：研修開発入門　「研修評価」の教科書，ダイヤモンド社，2022.
6）鈴木克明：研修設計マニュアル，北大路書房，2015.
7）河合麻衣子，他：COVID-19の影響で臨床実習が制限された新人看護師に対する先輩看護師の認識と新人看護師への支援，第26回日本看護管理学会学術集会講演集，2022.
8）河合麻衣子他：COVID-19の影響で臨床実習が制限された看護学生（現新人看護師）の経験と望む支援，第26回日本看護管理学会学術学会講演集，2022.
9）公益社団法人日本看護協会HP：生涯学習支援ガイドライン，https://www.nurse.or.jp/nursing/assets/learning/lllearning-guide.pdf（最終アクセス日：2024/2/17）

# 新人の1年の成長を支援する！
# 「看護職としての心構えシリーズ研修」

奈良県立医科大学　看護実践・キャリア支援センター
吉川紀子・大門尚子

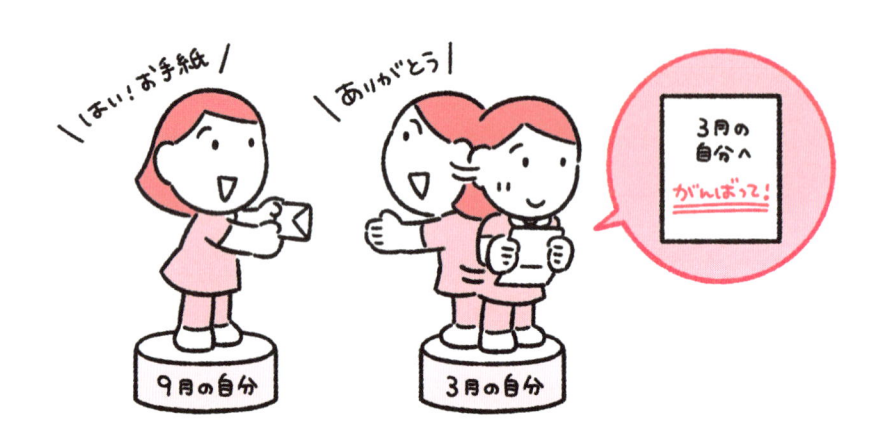

| 対象 | 新人看護師 |
|---|---|
| 目的 | 看護職としての基本姿勢を理解し、適切な行動を学ぶ |
| 目標 | 具体的な成長ステップ<br>※詳細は本文に |
| 病院規模 | 病床数：992床／看護職員数1171人（看護師1106人　助産師65人）／看護配置：7対1（2024年10月現在） |

**この研修のポイント！**

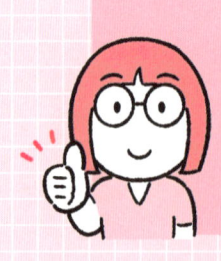

この研修の魅力は、年3回にわたって、新人看護師の専門職業人としての成長を促し、リフレクションを支援して、看護という大海原を乗り越える心構えを養う点です。語りを通じて同じ体験をしている仲間から安心感を得るとともに、自身の経験が承認されることで自己効力感が向上し、さらに「なりたい看護師像」を描いていく姿も印象的でした。中立的立場の教育担当者がファシリテーターとして関与していることも、研修を成功に導いた要因です。

# 「新人看護職研修」の運営について

## 新人看護師の1年間の歩み

　奈良県立医科大学看護実践・キャリア支援センター（以下、「当センター」）では、看護部教育理念に基づき、附属病院（以下、当院）に勤務する看護師を対象とした研修を実施しています。特に新人教育は、毎年当院に入職する約100人の新人看護師を対象としています。

　新人看護師の1年間は、4月の入職直後に**オリエンテーションと集合研修**から始まります。その後、先輩看護師のシャドウイングを通じて**OJT（On the Job Training）教育**が行われます。5月のゴールデンウィーク明けからは、先輩看護師のフォローを受けながら本格的に看護業務に従事していくなかで、臨床現場の現実を知って徐々にリアリティショックを感じ始めます。

　6月頃からは、看護業務をひとりで行うことが増え、社会人として、そして専門職業人としての責任感を重く感じるようになります。心身ともに疲労を感じながらも、周囲の支援を受けて踏ん張りながら夏を超えていきます。

　9月以降は、様々な看護業務の経験を通じて知識や技術をどんどん吸収していきます。冬頃には、さらにステップアップするための多くの経験機会が提供され、社会人として、専門職業人として成長します。そして3月には、1年間を乗り越えた自信とともに、2年目への不安を感じながらも、看護師としての自立に向けてさらに進んでいきます。

## 「集合研修」の意義と目的

　そのような新人看護師の1年間を、当センターは集合研修の実施を通して支援しています。この集合研修は、厚生労働省の「新人看護職員研修ガイドライン」に基づいて構成され、**集合教育（Off-JT）と現場教育（OJT）**を連携させながら1年間の新人看護師教育として実施されています。

　新人集合研修の目的は、**社会人基礎力や看護専門職としての知識・実践能力の向上**だけでなく、同期職員との交流を通じて互いの現状について情報交換を行うことで、**気分転換やストレス軽減を図る**ことです。そのため、集合研修は年度始めの4月から6月頃までは1か月と期間をあけずに集中して行い、その後は徐々に開催時期を分散させながら実施しています。

## 集合研修の企画と運営

　当センターが実施する集合研修は、センター専従の教育責任者を中心に年間予定に沿っ

て企画されています。研修協力者として1年間固定された**看護部選抜の新人教育担当看護師（以降「教育担当者」）6名**とともに実施しています。

　教育担当者は、部署で実際に新人看護師と関わり、彼らの現状をよく理解しています。担当者会議（毎月実施）の場で話し合い、意見を取り入れながら企画・運営することで、Off-JTとOJTの連携が可能になると考えています。

　本書では、新人看護師対象の**「看護職としての心構えシリーズ研修」**という集合研修を紹介していきます。

**研修のきっかけ** ## 「成長の転機」に合わせた支援を！

### ▮ 研修を3回に分けて実施する意味

「看護職としての心構えシリーズ研修」は、**4月、9月、3月の年3回にわたってシリーズとして実施**しています。

「心構え」とあるように、社会人として、専門職業人としての一歩を踏み出した新人看護師に対し、看護職として物事に取り組む際の

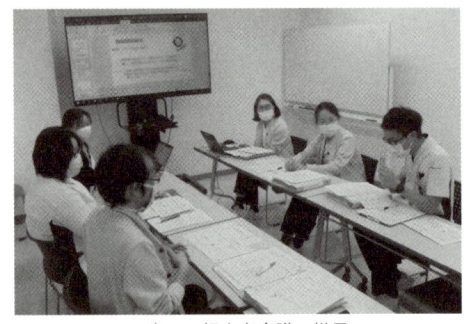

写真1　担当者会議の様子

基本的な姿勢や態度、状況の変化に対応するための心の準備を学ぶ内容となっています。

　この研修を4月、9月、3月に分けて実施する理由は、先述した新人看護師の1年間のなかでも**重要な成長の転機となる時期に合わせている**ためです。新人看護師が互いに不安な気持ちを共有し、それぞれのがんばりを承認し合うことで、次の目標に向かって進んでいけるような支援が必要だと考えるからです。

　実際に担当者会議では、各部署での新人看護師との関わりを通じて、特に9月や3月には様々な課題に向き合うなかで自己肯定感をもつことが難しく、承認の機会を設けることが重要だという意見が教育担当者から出されています。このような教育担当者の考えや思いを積極的に取り入れながら、今年度の「看護職の心構えシリーズ研修」の企画・運営に取り組みました。

**研修の目的・目標** ## 成長と自己認識を後押し

### ▮ 『看護職としての心構えⅠ』（4月実施）

　**目的**：組織における役割・心構えの理解と社会人として適切な行動について知る
　**目標**：①看護部の教育システムを理解する

②組織人・看護職員としての自覚と責任ある行動を理解する

③看護師としての接遇（ホスピタリティ）を身につける

④患者の理解と患者・家族との良好な人間関係の確立について考える

**ねらい：** 特に「基礎学力と専門知識を生かす能力」と位置づけられている「社会人基礎力」に対して伝えることで、社会で働く上での基礎学力や専門知識を養ってもらうことと、今後の成長の一助になることを期待している。

### 📕 『看護職としての心構えII』（9月実施）

**目的：** 自身の成長を自覚し、今後の自身の目標を考える

**目標：** ①4月からの自己の成長を自覚できる

②今後の目標が考えられる

**ねらい：** 入職して5か月経過した新人看護師が日々の看護を振り返り、グループワークを通して承認や共感を得ながら自己の成長を実感することで、自己効力感をもってもらえる機会となることを期待している。

### 📕 『看護職としての心構えIII』（3月実施）

**目的：** 1年間を振り返り、自己の成長を確認する

**目標：** ①年間の看護実践を振り返り、印象に残っている場面を言語化する

②グループワークで振り返った看護実践での学びを共有し、承認する

③周囲の承認を受けることで、自己の看護実践を価値づけ、成長を自覚する

④年間を振り返り、社会人・専門職業人としての成長を自覚し、次年度に向けた目標や課題を見いだせる

**ねらい：** 年間最終の研修として、自分たちの1年間の成長を振り返り自身の成長を認める。それと同時に、2年目になることに対し漠然とした不安を抱える時期でもあるため、自分たちの目指す看護や次年度に向けた課題を整理することを期待している。

### 🔴 タイムスケジュール 『看護職としての心構えII』は教育担当者が主導

#### 📕 考え抜かれた4つの項目

ここでは9月に実施される『看護職としての心構えII』を紹介します。この研修は、現場の新人看護師と最も近い存在である教育担当者が主体となり、新人看護師の「現状」やこの研修を受けてどのようになってほしいかという「願い」について意見を出し合い、会

議を重ねて研修内容を検討しました。

　研修内容は以下の4つの主要な部分に分かれています。

①アイスブレイク　　　　　②リフレクション
③半年後の看護師としての自分像　④研修での学びの記載（以降「学びの振り返り」）

　この研修は、**午前と午後で受講者を分散し、2日間に分けて同内容を計4回実施**、研修時間は2時間45分間のタイムスケジュールで進行します（表1）。

| 時間 | 内容 | 詳細 | 準備物 |
|---|---|---|---|
| 10分 | 受付 | | |
| 5分 | オリエンテーション、担当者紹介 | | |
| 15分 | アイスブレイク【今の気持ち 漢字一文字】 | 【漢字一文字】入職して5か月が経過した今の気持ちは？<br>・個人で検討→Gで共有→みんなが共感できた漢字1つを選び発表（その理由は？）<br>2分：個人検討／8分：自己紹介＋G共有／5分：全体共有 | ワークシート① |
| 70分 | 入職5か月目リフレクション【看護の語り】 | 【患者さんとの関わりのなかで印象に残った場面を振り返ってみよう】<br>5分：GW①の説明／15分：個人で思い起こしメモ程度で個人ワーク用紙②に記載／50分：Gで語り合い（1人10分発表し、他者からの質問や意見、共感を得る） | ワークシート② |
| 15分 | 【看護の語り】の感想 | 【看護の語りをした感想】<br>・リフレクションを行った感想、仲間からフィードバックを受けて気づいたことや学びを出し合う<br>10分：GW／5分：全体共有 | ワークシート③ |
| 5分 | 休憩 | | |
| 25分 | 【目指す看護師像を考える】 | 【これから看護師としてどのようなことをがんばっていきたいですか？】<br>5分：これから自分たちが目指す看護師像を考えて意見を出し合う／5分：Gで出た意見を全体共有／13分：GWで全体共有した内容を参考に個人目標を考える（個人ワーク） | ワークシート②（下段） |
| 15分 | 【3月の自分へのメッセージを書こう】 | 【自分を見つめ、3月への自分へメッセージを書こう】<br>未来の自分へ、これからの目標や自分への励ましのメッセージを書く | ワークシート④封筒 |
| 5分 | 看護師としての心構え | 講義 | スライドデータ |
| 10分 | 学びの振り返り | 学びの振り返り記入 | 学びの振り返り用紙 |

表1　「看護職としての心構えⅡ」のタイムスケジュール

**リフレクションと未来への目標設定**

### アイスブレイク：漢字一文字で表すと？

研究の最初に、「アイスブレイク」として「入職して5か月が経過した今の気持ち」を漢字一文字で表現してもらいました。グループ内で自己紹介をしながら、選んだ漢字とその理由を発表し、互いに話しやすい雰囲気づくりを行いました。

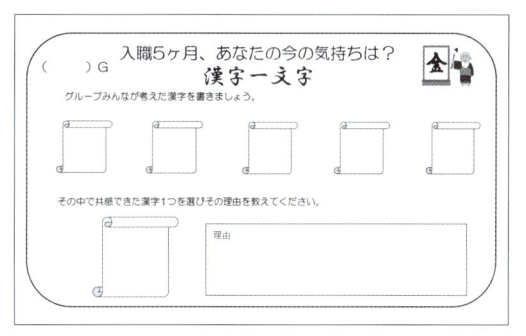

資料1　ワークシート①漢字一文字

発表された漢字のなかから、**グループ全員が共感できた漢字ひとつとその理由を話し合い**（資料1）全体の共有を行いました。発表された漢字のなかでは、「疲」が最も多く、そのほかに「忙」「難」「焦」などが出ていました。それぞれが選んだ漢字を他者と共有することで、看護師として成長したいという思いを抱きながら前に進んでいるのは自分だけではないと気づくことができました。このように、アイスブレイクは互いの現状を知る良い機会となりました。

### 看護の語り：印象に残った場面は？

次に、入職して5か月目の「**看護の語り**」を取り入れ、「**患者さんとの関わりのなかで印象に残った場面**」について振り返りました。

語りの前準備として、話す内容を思い起こす時間を15分間設け、個人ワークシートに記載しました（資料2）。

**発表者はひとりあたり5分で発表し、その後5分間の質疑応答**を行います。グループメンバーには、語りの内容に対する質問や感想を伝えるよう説明し、ワークを開始しました。

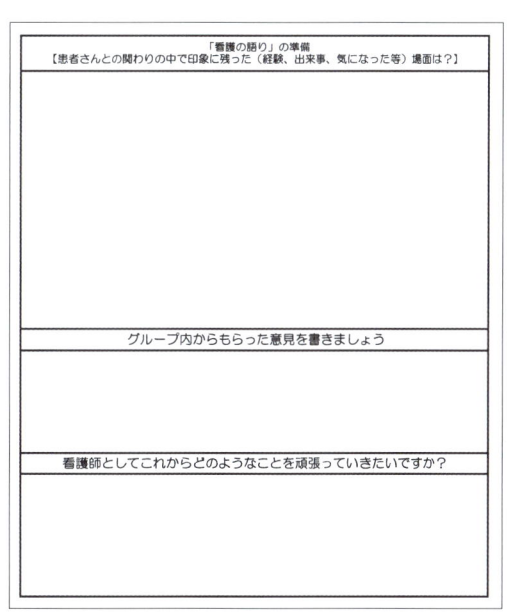

資料2　ワークシート②看護の語りの準備

**4〜5人で構成された5つのグループには教育担当者がひとりずつ入り、ファシリテートを行いました**。新人看護師が、患者との関わりのなかで印象に残った場面を思い起こすことができるか不安がありましたが、すぐに思い描き、個人ワークシートに記載することができました。

なかには「外来勤務のためひとりの患者と深く関わることが少なく、語る内容がわからない」といった声もありましたが、教育担当者のていねいなアドバイスにより思い起こすことができました。

皆、患者との印象に残ったエピソードを具体的な場面を思い出しながら、自身の思いや反省点などを含めて語っていました。入職後5か月しか経過していない新人看護師たちですが、その語る姿から看護師としての成長を互いに感じることができました。

また、グループメンバーから称賛の声をもらうことで、学びの振り返りでは「自分の看護は間違っていなかった」「患者へのていねいな関わりの大切さを再確認できた」「新人だからこそできることがあると気づけた」といった意見があり、自身の成長を実感できる機会になりました。

### 看護の語りをした感想

リフレクション後は、「看護の語りをした感想」をグループで伝え合いました（資料3）。

ここでは、看護を振り返り言語化して語った感想や、他者からのフィードバックを受けて気づいたことや学びを

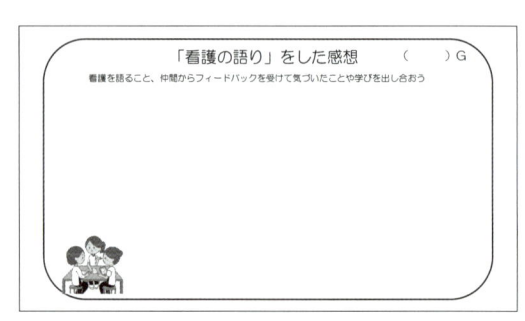

資料3　ワークシート③「看護の語り」をした感想

共有しました。多くの参加者からは、経験を振り返ることの大切さや、患者一人ひとりとの関わりを大切にしたいという前向きな感想が多く出ていました。

### 目指す看護師像を考える

次に、3月までの目標意識をもってもらうために、「目指す看護師像を考える」というテーマでグループで意見を出し合いました。「看護の語り」を通じて、それぞれが経験を客観的に振り返ることで、自分の行動や思考を見つめ直し、次にどう生かすかをしっかりと整理できました。その結果、新人看護師は多くの目標を見出すことができました。その後、共有した内容を参考にしながら、これから半年間の個人目標を考えてもらう時間を設けました（85ページ資料2　ワークシート②下段）。

### 3月の自分へのメッセージを書こう

次にメッセージ用紙と封筒を新人看護師に渡し、「3月の自分へメッセージを書こう」というお題で未来の自分への励ましメッセージを書いてもらいました。これらのメッセージは、3月に実施す

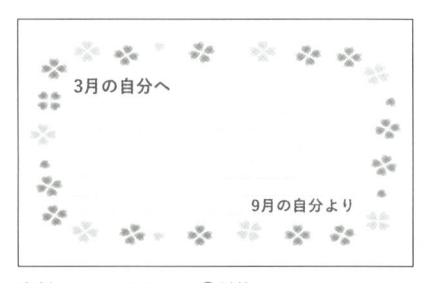

資料4　ワークシート④封筒

る「看護職としての心構えⅢ」研修で返却することを伝えました（資料4）。

### 🚩看護職としての心構えのまとめ

最後に、「看護職としての心構え」について、新人看護職員研修ガイドラインの到達目標である「看護職員として必要な基本姿勢と態度」と、ナイチンゲールの『看護覚え書』の言葉を研修のまとめとして紹介しました。研修後は学びの振り返りを記載して終了しました。

## 研修のポイント 「自分の成長を実感できる」工夫

### ポイント1 1年で変化する「漢字一文字」

アイスブレイクの「漢字一文字」は「看護職としての心構えシリーズ研修」を通して（4月・9月・3月）問いかけ、その時々で変化を観察しています。この変化を共有することで、**互いの現状を知り、自分だけががんばっているのではないことを実感してもらうことがねらい**です。そのため、難しく考えず、素直な気持ちで漢字一文字を選んでほしいと伝えました。

出てきた漢字からは、新人看護師が日々多重業務のなかで精一杯であることを教育担当者が感じ取り、その後のワークでの関わりに活用しました。

### ポイント2 「語るだけ」に終わらないために

経験したことを語るだけではリフレクションとしての学習効果が低いです。そこで、**その経験にどのような意味があったのかを考え、伝えてもらえるようにしました。**

ワーク前にスライドで内容を提示しながら説明し、イメージ化を図りました（資料5）。

事前説明や考えやすいテーマを提示すること

> 入職して5ヵ月…
> **【患者さんとの関わりの中で印象に残った（経験、出来事、気になった等）場面は？】**
>
> 最近の嬉しかったこと、印象深かった体験、気になった出来事等どんなことでもいいです。
> その場面から、そこに「どのような意味があったのか、どういうことに気がついたのか」を考えましょう。
> 今の自分を見つめて、大切にしたい自分の看護を考えてみましょう。
> 同期と一緒に看護を語りましょう。

資料5 講義資料：看護の語り説明

で、新人看護師ははじめてのリフレクションに緊張感や抵抗感をおぼえることなく、語りを進めることができました。

この研修では、**新人看護師に自己効力感をもってもらえるような承認の機会**としました。そのため、ファシリテーターとしての教育担当者は、ファシリテートするうえでの心構えを担当者会議で確認し、研修に臨みました。新人看護師がワークのなかで思う存分に自分たちの考えや思いを話せるようにサポートしました。

### ポイント3　視野を広げるために

「看護の語り」を体験することで、自身の気持ちを整理し、他者の経験から今まで気づかなかった考えや気づきを得ることができます。「看護の語り」で感じた思いをまずグループ内で共有し、他者の意見を参考にしながら**残り半年間の個人目標を考えてもらう**ステップを踏みました（資料6）。

グループワーク②
目指す看護師像を考えよう！（3月に向けて）

・看護の語りを受けて、今の気持ちは？
・3月に向けて、看護師としてどのようなことを頑張っていきたいですか？
・どんな看護師になっていきたいですか？
・どんな看護を大切にしていきたいですか？
・3月に向けて、目標を考えよう！

資料6　講義資料：目指す看護師像

### ポイント4　前向きな気持ちになるために

**未来の自分へ承認の言葉を書くことで前向きな気持ちになってほしい**、という教育担当者からの発案で今回はじめてこのワークを取り入れました。

研修では、「将来の自分に期待をもって書くことで、きっと良い方向に導いてくれます。未来の自分に素敵なメッセージを書きましょう」という言葉を添えて説明しました（資料7）。

これらのメッセージは3月の研修で返却予定とし、半年間の成長を感じてもらえるような研修企画へと続いています。

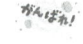

個人ワーク
3月の自分へメッセージを書こう！

・未来への自分へメッセージを送ろう！
・これからの目標や自分への励ましを書いてみよう！
・気持ちは素直に思っていることを書く。
・3月「看護職としての心構えⅢ」研修でみなさんへお返しします。
・メッセージは封筒に入れてシールを貼る。封筒表に所属と名前を書いてください

がんばれ！

資料7　講義資料：3月の自分へのメッセージ

### 研修の成果　前向きな気持ちになれた！

#### 自身を「俯瞰」して見られるように

研修後に行った「学びの振り返り」によると、**「自身の成長を感じることができたか」**という問いでは、「4月の漢字は『緊張』の『緊』だったが、少しずつ自分にできることが増え、慣れたと思えるくらい成長できたと感じた」「今までできていないことに注目していたが、できていることがあると気づけた」などの意見がありました。漢字一文字をシリーズで行うことやリフレクションを通じて、**自身を俯瞰して見ること**ができていました。

同じく**「研修で気づいたこと（学んだこと）」**という問いでは、「改めて看護を振り返り、傾聴やていねいな関わりの大切さを再確認できた」「同期の話を聞き、大変な思いをしているのはみんな一緒だと知り心が軽くなった」などの意見がありました。語りを通して自身の大切にしたい看護を再認識することができ、同期の体験を聞くことで**安心感を得て前向きな気持ちになれた**新人看護師が多くいました。

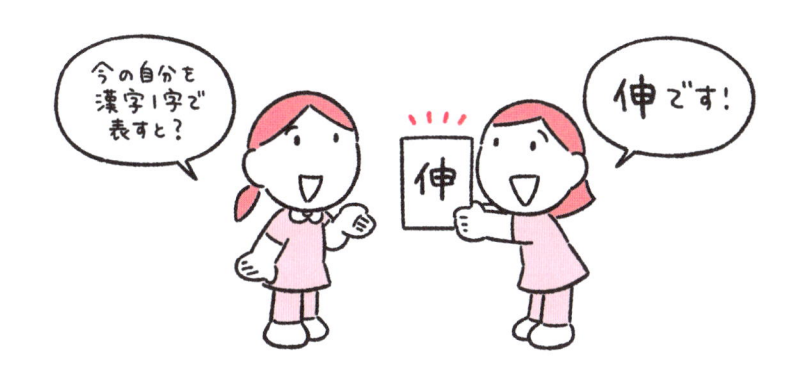

　また、「研修での気づきから明日からどんなふうに行動しようと思うか」という問いでは、「毎日少しずつ先輩からアドバイスをもらいがんばっていきたい」「こういう看護師でありたいという気持ちを思い出しながら働く」などの意見がありました。なりたい看護師像をイメージし、**これからの目標について考える**ことができていました。

「研修に関する感想」では、「4月からの自分の成長を感じることができ、また同期と話すことで似たような経験をしていることを知り、お互い経験は違うけれど大切にしたい看護は同じであると感じた」などの意見がありました。部署を離れて同期が集まる集合研修は、日々の臨床現場からの緊張から解き放たれ、**仲間意識を深める場**となっていました。

### 教育担当者の変化について

　9月の研修では、教育担当者が主体となり、新人看護師への願いを込めた研修を企画しました。この取り組みにより、**その思いが自然と新人看護師に伝わり、研修の活性化に大きく影響した**と考えられます。新人看護師への願いを研修で明確にするためには、教育担当者自身の「大切にしたい看護」を問い直すことにもつながり、**教育担当者自身も看護を振り返る機会になった**と考えられます。今回の研修企画の経験を、今後のOJTに生かしてもらえることを期待しています。

### まとめ！

『看護職としての心構えⅡ』研修では、研修企画時から教育担当者一同が「承認の機会」を強く意識してプログラムを検討しました。特に運営の際に研修の場の空気感を大切にしたことで、「看護の語り」のワークでは、新人看護師たちと教育担当者が互いに笑いながら話をする場面が見られました。研修を運営していて、双方にとって良い空気感をつくり出すことは非常に難しいことです。

3月に実施する『看護職としての心構えⅢ』研修では、2年目につながる大事な区切りの場として、良い空気感のなかで研修を実施できるように努めたいと考えています。そして、新人看護師が「3月の自分へのメッセージ」を読んで9月の自分から承認を得ることで、さらにがんばってほしいと願っています。

# デジタル教材を活用！ 「VR（メタバース）で行うBLSトレーニング」

神戸大学医学部附属病院　ウイリアムソン彰子

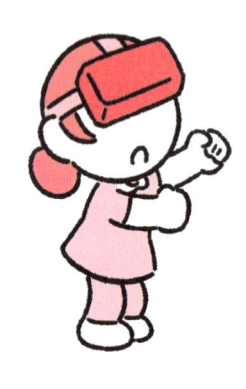
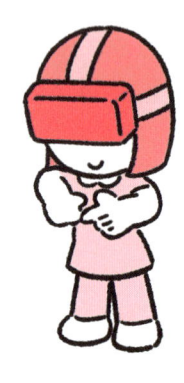
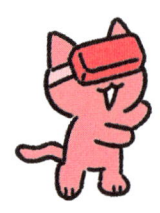

| 対象 | 急変対応を経験していない看護師、看護学生 |
|---|---|
| 目的 | ①一次救命処置（BLS）の知識とスキルを習得する<br>②患者急変時の疑似体験を通して、実践に向けてのイメージトレーニングを行う |
| 目標 | 患者急変時をイメージし、自身の対応を準備できる |
| 病院規模 | 病床数：934床／職員数：2732人（看護師1058人）／看護配置：7対1（一般病棟）（2024年10月現在） |

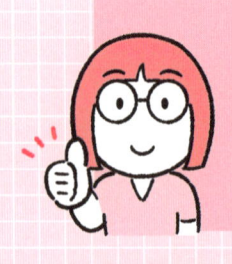

**この研修のポイント！**

この研修は、コロナ禍をきっかけに誕生しました。臨地実習が中止となるなか、神戸大学医学部附属病院は3つの教材開発に取り組みます。救世主のようなこの教材、従来の研修方法との比較検証では、VRシミュレーションが一定の学習効果を示しました。第5次カリキュラム改訂でICTを用いた教育が強化され、今後ICTに強い人材が入職してきます。デジタル教材使用時に起こりやすいトラブルと対策も解説されています。ぜひご一読ください。

## 講義や動画を超えた「デジタルコンテンツ」の開発へ

2020（令和2）年に予告なく訪れたCOVID-19の感染拡大により、2020年度は予定されていた臨床実習がまったく実施できなくなりました。臨床現場も看護教員も打つ手がなく、窮地に追い込まれたような状況でした。しかし、「ピンチはチャンス」「必要は発明の母」ともいわれるように、この状況をどう切り抜け、看護学生に学びの機会を提供するかを模索し、実習の学びを再現できる教材開発に取り組むこととなりました[1]。

まずは、臨地実習ができなくなっている看護学生に対し、臨床の経過を再現した模擬症例を提供し、実習受け入れが再開するまでの間、学内での事例展開に取り組んでもらうことを考えました。そのため、臨地指導者から各診療科で代表的な模擬症例を提供していただきました。

この情報は、看護要約のようにサマライズされたものではなく、電子カルテから情報を収集するような形式で提供し、学生が情報収集の方法から学べるようにすることが理想的だと考えました。しかしながら、臨床で使用している電子カルテはセキュリティが非常に高く、院外からアクセスできないように設計されています。そこで、**クラウドサーバー上に「模擬カルテ」を模したシステムを構築し、そのなかに模擬患者情報を収納して学生が閲覧できるようにしました**[2]。さらに、この模擬カルテとWEB会議システムを併用することで、学生が看護過程を展開できる環境を整え、臨地実習の代替としました。

## 関連図ツールとVR教材の開発に着手

この取り組みの中で、2つの問題が発生しました。ひとつ目は、**「学生が手書きで作成した関連図を提出する方法がなかった」**という点です。もともと、臨地指導者が手書きの関連図を読み取る際に大変な労力を要するという課題がありました。そこで、看護・病態関連図をデジタルで描けるツールの開発に着手しました（資料1）。

2つ目の問題は、**「患者に会えない」**という点です。模擬カルテから得られる情報は文字情報が中心であり、経験の浅い看護

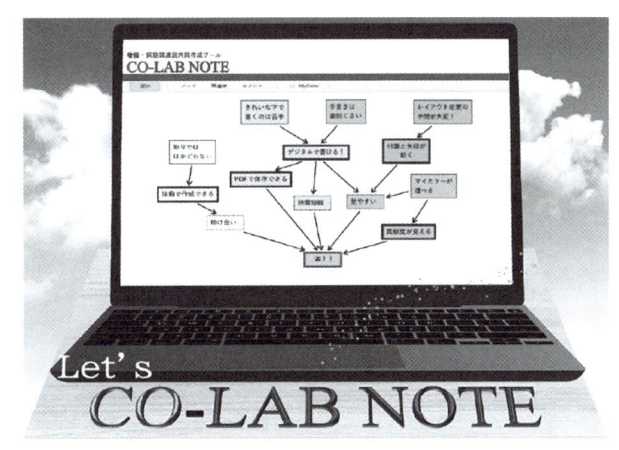

資料1　看護・病態関連図作成支援ツール「CO-LAB NOTE」

学生にとって、文字情報から患者の状態をイメージするのは非常に難しいという意見がありました。この課題を解決するために、CGで患者の状態を再現し、視覚的な教材を作れないかと考え、VR（仮想現実：Virtual Reality）の開発を始めました。

VR ／ AR（拡張現実：Augmented Reality）／ XR（クロスリアリティ：Extended Reality）等のデジタル技術は、COVID-19パンデミックを契機に、新たな社会生活の手法として注目されるようになりました。神戸大学では、科学研究費を活用して「アナフィラキシーショック時の対応」（2021〈令和3〉年度）、「一次救命処置（BLS ／ AED）トレーニング」（2022〈令和4〉年度）、「脳卒中アセスメント（NIHSS）の診断」（2023〈令和5〉年度）を学習できるVRコンテンツを開発しました（資料2）。

これらのデジタルコンテンツを活用し、講義や動画教材では到達が容易ではない実践技術の習得を目指した研修会を企画しました。

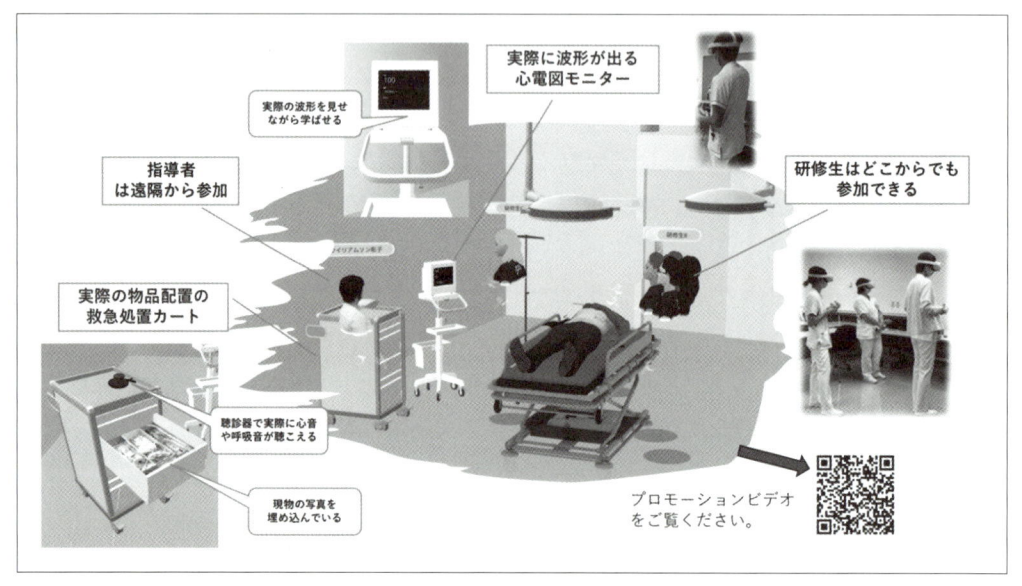

資料2　VR教材のイメージ

## タイムスケジュール 導入からフィードバックまで

ここでは、VRを活用したBLS（一次救命処置）トレーニングの研修を例にとって説明します。

### ①導入：VR教材の使用方法の説明（0〜10分）

はじめて使用する人は集合時間を早める、使い慣れている参加者にサポートを依頼するなど、なるべく短い時間でオリエンテーションできるように計画をします。

### ②バーチャル演習室でのBLSトレーニング（10〜30分）

効果的に指導ができる人数で実施します。待っている人が発生する場合は、その人たち

がただ待っているだけにならないように、見学ができるような環境としたり、その時間が有意義となる課題を設定します。

### ③OSCEテスト、フィードバック（30〜45分）

OSCEの評価項目は、研修の目的・目標の達成が確認できる項目としましょう。また、評価項目とした内容が学べる教材となっているかを提供前に改めて確認しましょう。そして、継続教育においては、評価することが目的ではないので、OSCE評価で達成不十分と判断した項目については、その場でしっかりと説明と演習をして、研修生に自信がつくようなフィードバックを心掛けましょう。

### ④研修アンケート（45〜50分）

負担にならない設問数に抑えながら、研修評価となる設問とします。集計しやすい回答方法を設定する。Google Formを活用する場合、回収率を上げるためにはその場で回答してもらうのが良いのでスマホの持参を依頼しましょう。スマホを忘れた人のためにはアンケート回答用のQRコードを準備しておくと良いでしょう。

## 研修のポイント 受講者も指導者も双方が成長できる場に

### ポイント1 はじめてのツールを使うときの導入をていねいに行う

新しいツールを取り入れる際には、**そのツールを使用することへのストレスを最小限に抑えるため、ていねいなオリエンテーションを行うことが重要**です。たとえば、「使い方を実演しながら説明する」、一度聞いただけでは覚えられないプロセスがある場合には、「手順マニュアルを準備する」「事前に資料を配布しておく」など、学習者の状態に応じた準備が必要です。

具体的には、VRを初めて使用する場合、コントローラーの使い方や操作画面を見せながら、どのようにバーチャル演習室に入るのかを説明した後で、VRゴーグルの使用を始めます。また、91ページで紹介した「看護・病態関連図作成支援ツール」については、研修会の約3か月前から利用可能な環境を整備し、**研修会までの間に職場の仲間と試用する機会を設けることで、アプリの操作性を事前に理解してもらう準備**を行いました。

### ポイント2 予定通りに進まない時の対応を準備する

デジタル教材は、様々な理由でトラブルが発生する可能性があります。そのため、**トラブルが発生しても研修を継続できるように事前に対策を講じておくことが重要**です。

たとえば、インターネットを使用する教材の場合、Wi-Fiの強度によりシステムが不安

定になることがあります。ふだんは問題なく使用できていても、たまたまWi-Fiへのアクセスが集中して速度が低下し、その結果、VR教材がフリーズして動かなくなるといった事態が発生することもあります。機器が通常通りに作動しない場合、焦ってしまい適切に対処できず、研修スケジュールに影響を及ぼすことがあります。このような想定されるトラブルに対して、事前に対策を準備しておくことが必要です。表1に、デジタル教材で起こりやすいトラブルとその対策をまとめています。

また、機械のトラブルは充電をしっかり行えば解決する場合も多いですが、意外と「接続部分が外れている」「間違った配線をしている」など、人為的な要因が原因であることも少なくありません。このような場合は、落ち着いて対処すれば復旧できることがほとんどです。

| 発生しやすいトラブル | 対策 | 教材 |
| --- | --- | --- |
| インターネットが途切れる | ・ネット環境の整備<br>・アンテナの位置を把握しておきアクセスを分散させる<br>・アクセスの集中しやすい時間を避ける<br>・事前にリハーサルをして動作確認をする<br>・緊急用にモバイルWi-Fiを準備する | WEB会議システム<br>e-learningの動画 |
| システムにログインできない | ・事前にログインを試しておくように依頼する<br>・パスワード（がある場合）の大文字、小文字、数字、の見分けがわかるように提示する<br>・予備のID/パスワードを準備しておく | クラウドサービス教材 |
| 充電が不足する | ・使用までにフルチャージする<br>・予備のバッテリーを準備する<br>・充電時間も考慮したタイムスケジュールにする<br>・充電コードの断線に備えて予備を準備する | タブレット端末<br>VRゴーグル等 |
| 機材不調 | ・システムを再起動する<br>・（可能であれば）予備を準備しておく<br>・アナログに切り替える（紙資料、動画教材等） | タブレット端末<br>VRゴーグル等 |

表1　デジタル教材で起こりやすいトラブルと対策

### ポイント3　継続教育における評価のあり方を考える

卒後継続教育において、学習者は学生ではなく、ひとりの専門職者であることを忘れてはなりません。研修会の目的が知識の定着であれば確認テストを実施したり、技術習得であれば実技試験を行うことがあるかもしれません。しかし、これらのテストは学習者を評価するためのものではありません。むしろ、**研修計画が目的・目標を達成するよう適切に設計されているかを評価するための手段であると認識すべきです。**

研修参加者が時間を費やし教材を使用した結果、その目的や目標を達成する内容になっているかを確認することで、次回の研修企画や教材の改良に役立てましょう。卒後継続教育では、「教える側」と「教えられる側」という一方向的な関係性ではなく、**双方が成長する場として研修会を設計・開催することが大切**です。

## 研修目的の達成を確認するための評価

　研修評価を考えるにあたって、職場の研修会はおおむね対象者に勤務保障をして開催をしていると想定します。その場合、研修生の満足度も重要な評価指標ですが、報酬を出していることからも、仕事に必要となる知識、技術、能力が効果的に習得できたかを評価する必要があります。

　本研修では、目標①「一次救命処置（BLS）の知識とスキルを習得する」を達成しているかを評価し、不十分な点があれば次回にむけての改善を検討します。また、今回のようにこれまでの教育方法から変更をした場合には、その学習効果を確認する必要があります。本研修では、通常のBLSトレーニングで修了証を出す基準としている15項目（表2）の達成度をOSCEで確認しました。OSCE試験を実施した結果、VRを用いた学習でも一定の習得が可能である点と、VRでは習得が難しい点が明らかになりました。試験を受けた11名の参加者は、15項目中「項目11 末梢に触れる（循環・冷感・湿潤）」を除く全項目を達成したとの評価を受けました。この結果から、**VR教材でも一定の学習効果が得られることが確認されました。**

| | |
|---|---|
| 1．第一印象　声をかける | 9.血圧測定 |
| 2．ABC評価 | 10.心拍数確認 |
| 3．緊急度の判断 | 11.末梢に触れる（循環・冷感・湿潤） |
| 4．応援要請 | 12.末梢ラインの確保 |
| 5．救急カート | 13.補助換気（BVM） |
| 6．モニター装着 | 14.アドレナリン投与量 |
| 7．呼吸音の聴診 | 15.アドレナリン投与方法 |
| 8．$SpO_2$モニターの確認 | |

表2　修了証を出す基準としている OSCE 評価項目

## 新たな教育方法の導入時の注意点

　新たな教育方法を導入する際には、従来の方法と比較して学習者の学びにどのような影響があったのかを注意深く評価することが重要です。

　たとえば、91ページ資料1で紹介した「看護・病態関連図作成支援ツール」を研修で新たに使用した場合、その評価にはアプリを使用する目的を「作成時間の短縮」や「共同作成の効果」にあると設定し、それに基づく情報を取得する必要があります。

　前者の場合、「作業時間が短縮されて研修全体の時間が効率化された」といった評価が可能です。一方、後者の場合、「同じ作業時間内で内容がより充実した」といった質の向上を、作成された関連図を通じて説明できることが望ましいでしょう。

今回、VR教材で達成度が低かった「項目11」の触覚は、VRでは再現が困難な特性をもつことが明らかになっています。このことから、**教材の特性を踏まえた教授方法が求められます。**

具体的には、VR教材を用いて指導する際、「触覚は再現されないため、言語化して伝える必要がある」という点が指導者への重要なTipsとなります。同様に、動画教材の場合でも視覚で伝えられない内容については、字幕を追加するなどの工夫によって情報を補足することが求められるでしょう。

### 🔖 研修方法拡充の可能性

COVID-19の感染拡大に伴い、大変な行動制限が設けられた結果、2020（令和2）年度以降の研修環境は激変しました。2020年度以前は、「研修は集合して行うもの」という前提がありましたから、2020年度初頭には「模擬患者カルテ」「看護・病態関連図作成支援ツール」「メタバースVR演習」といった教材は存在もしていませんでした。

しかし、想定外の感染症の拡大により発生した課題解決のため、養成校には助成金が支給され、研究助成金も潤沢に手当てされました。この補助により、デジタル教材を活用するための学習者用端末の整備やWi-Fi環境の強化、LMS（Learning Management System）の充実など、学習環境が大きく変化しました。**研修企画者には、この加速するデジタル化・DX（デジタルトランスフォーメーション）の波に遅れないよう、自身の能力向上が求められています。**

---

### まとめ！

幸いにも、SNS上には多くの情報が溢れています。無料で得られる情報のなかにも非常に有益なものがあります。筆者自身も、「何を解決したいのか」「どうなることが理想なのか」を明確にし、既成概念にとらわれず果敢に取り組んできました。それはまさにTry & Errorの繰り返しでした。前例のないものを創り上げる過程では、最初からすべてが上手くいくわけではありません。しかし、より効果的に学ぶための環境整備や教材開発を継続し、効率的な看護師養成に取り組む必要があります。

ウォルト・ディズニーは、「夢見ることができるなら、それは実現できる」という言葉を残しています。看護教育の未来を見据え、今できること、そして今やっておかなければならないことに全力で取り組んでいきましょう。

---

＊ご紹介したデジタル教材をお試しになりたい方は、info@kobeolive.com（https://www.kobeolive.com）までお問い合わせください。

#### 参考・引用文献

1）ウイリアムソン彰子：コロナ禍で直面した臨地実習の課題—神戸大学医学部附属病院のオンライン実習対応と模擬カルテシステム構築, 看護教育, 62（12）：1092-1099, 医学書院, 2021.
2）執行健人，川村晃市，ウイリアムソン彰子：「模擬カルテシステム」の概要と構築のプロセス, 看護教育, 62（12）：1100-1104, 医学書院, 2021.

# 中堅看護職研修

## ——経験を磨き、チームを支える！

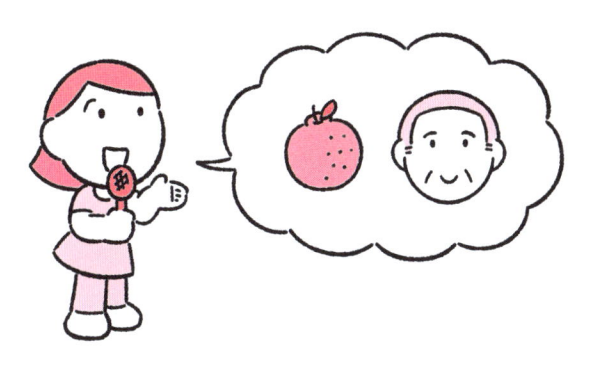

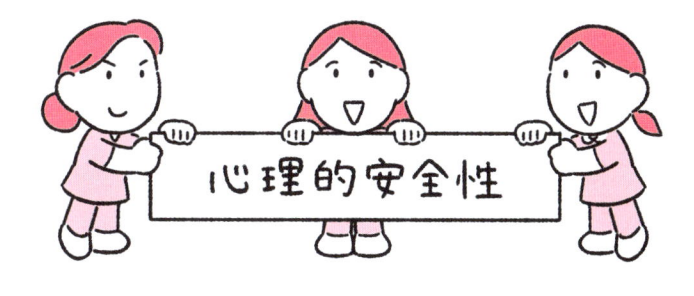

# 横のつながりを深めながら、共に成長を目指す！「クリニカルコーチ会議」

京都大学医学部附属病院　森下理恵・園田ゆい・松野友美

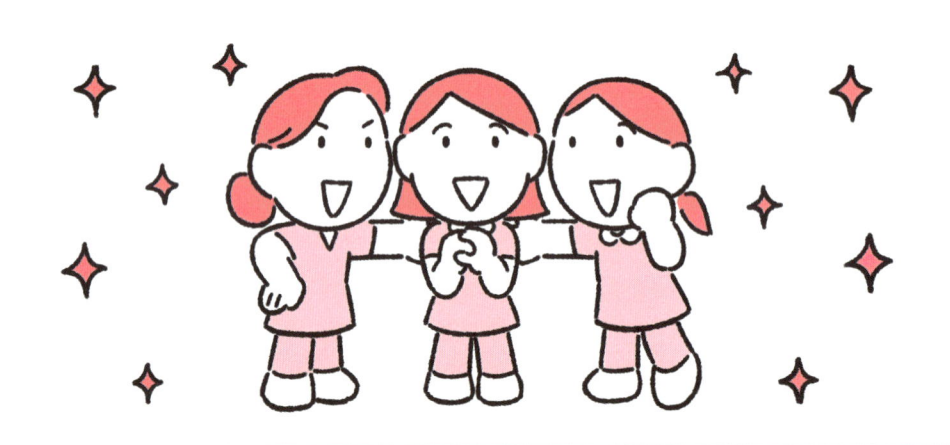

| 対象 | 臨床経験5年以上、自施設のクリニカルラダーレベルⅢを取得している看護師 |
|---|---|
| 目的 | 個別性を考慮した新人看護師教育方法を部署内で統一して行うために、新人看護師教育の知識・スキルを学び、部署へ還元すること |
| 目標 | ①部署へ伝達できるように、新人看護師教育に必要な基礎知識を学ぶ<br>②部署へ伝達できるように、新人看護師教育に必要なスキルを習得する<br>③部署の新人看護師教育での問題点を明らかにし、解決方法を見出す |
| 病院規模 | 病床数：1131床／職員数：3776人（看護師1399人）／看護配置：7対1（2024年4月現在） |

### この研修のポイント！

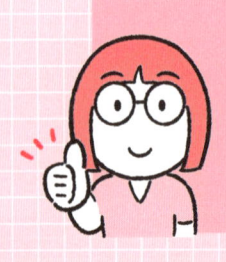

全国でも、毎月新人指導者のための時間を設けている施設は数少ないととらえています。指導者にとっては、指導者として求められる役割を認識するだけでなく、新人の進捗や自身の悩みを含めた互いの実践や工夫の共有を通して、ピア・ラーニングの場にもなっていることが印象的でした。また、指導者に対してルーブリック評価を用いることで、個人の自己効力感に影響を受けにくい仕組みづくりがなされている点も効果的だと感じました。

**新人の離職を防ぎ、教育の質を高めたい！**

### プリセプター制度から新人看護師を支える2つの制度へ

京都大学医学部附属病院（以下、当院）では、新人看護師のリアリティショックの軽減を目的として、1995（平成7）年度に「プリセプター制度」を導入しました。当初は、主に看護師経験3〜4年目のスタッフをプリセプターとして選出し、定期的な委員会活動として位置づけていました。1998（平成10）年度からは、看護師経験4〜5年目以上の看護師が各部署の新人看護師の教育担当者としての役割を担うようになりました。

しかし、2006（平成18）年度の「診療報酬改定」により「7対1入院基本料」が新設され、これに伴って「7対1看護体制」が導入され、多くの新人看護師が採用されました。この結果、プリセプターの若年化が進みました。このままプリセプター制度を継続すると、**プリセプターとプリセプティーが共倒れになる危険性**が懸念されました。

そこで、**新人看護師の教育を一手に担う「クリニカルコーチ（新人看護師教育担当者）制度」**が考案され、2007（平成19）年度より導入が開始されました。

クリニカルコーチは、新人看護師の教育を担う**臨床経験豊富な中堅看護師**です。各部署に1名配置され、複数の新人看護師を継続的に教育・指導します。クリニカルコーチの選出要件は、臨床経験が5年以上あり、自施設のクリニカルラダーレベルⅢを取得している看護師です。

臨床経験豊富なクリニカルコーチによって、部署の新人看護師教育体制は構築されつつありましたが、徐々に問題も表面化してきました。それは、**職場適応支援機能の弱体化による新人看護師の離職増加**です。対策として、2008（平成20）年度より、従来のプリセプターが担っていたマンツーマンでの新人看護師の職場適応支援を行う**「サポーター制度」**を導入しました。このサポーターには、卒後2〜3年目の看護師を選びました。その結果、**クリニカルコーチとサポーターが連携**することで、**教育と支援体制の質が保証**されるようになりました。

### 「クリニカルコーチ」と「クリニカルコーチ会議」の役割とは

クリニカルコーチの主な役割は、以下のとおりです。

①部署の教育体制の組織化
②集合研修と部署におけるOJTの連携

新人看護師が職場に適応するために、クリニカルコーチは「サポーター」と連携して支援を行います。さらに、**所属部署の看護師長、看護部の教育専任の担当者**とも連携し、新人看護師が社会人・組織人として一人前に成長できるようサポートします。

指導者育成

また、新人看護師教育研修（看護技術研修・シミュレーション研修）にファシリテーターとして参加し、指導者としての役割を担います。さらに、部署での**OJTがスムーズ**に進むよう調整も行います。先輩看護師による指導にばらつきが生じないよう、教育の標準化を図っています。クリニカルコーチの具体的な活動内容は表1のとおりです。

**クリニカルコーチは個人の経験だけで新人看護師の教育を行うのではなく、教育担当者として必要なスキルやマインドを学び、それを部署全体に浸透させることが求められます。**

このように、クリニカルコーチに寄せられる期待は大きく、**クリニカルコーチの育成に向けた教育が必須**でした。クリニカルコーチ制度の導入にあたり、支援の一環として設けられたのが看護部キャリア開発支援委員会下部組織の**「クリニカルコーチ会議」**です。

クリニカルコーチ会議は、**報告やグループディスカッションに加え、研修を含めた2部構成**とし、クリニカルコーチの教育に重点を置くことになりました。

この会議では、各部署の新人看護師教育における進捗状況や課題などの情報共有を通じて、横のつながりを深めながら、共に成長を目指します。

このような経緯を経て、現在クリニカルコーチはルーブリックを用いた自己評価を行っています。これにより、パフォーマンス課題を振り返ると同時に、自身の成長を実感しながら新人看護師の教育に取り組んでいます。

①新人看護師教育のリーダーとして、看護師長・教育担当副師長等と共に、新人看護師の教育部署目標や新人看護師サポート体制表を作成する

②新人看護師教育の目標に沿った「新人看護職員年間教育計画」を立案し、運営する

③新人看護師の進捗状況を考慮し週間計画と日々のスケジュールを調整する

④クリニカルコーチと同等の役割を担う看護師、チームリーダー、サポーター、スタッフと新人看護職員の進捗状況を共有し、連携する

⑤看護技術研修の演習指導やシミュレーション研修のファシリテーターを担う

⑥クリニカルコーチ会議に出席する

⑦新人看護師の職場適応状況の把握や精神的サポートを行う

⑧クリニカルラダー評価の一次評価を担う

⑨教育専任担当と新人看護師の職場適応状況の情報を共有し連携を図る

表1　クリニカルコーチの具体的な活動内容

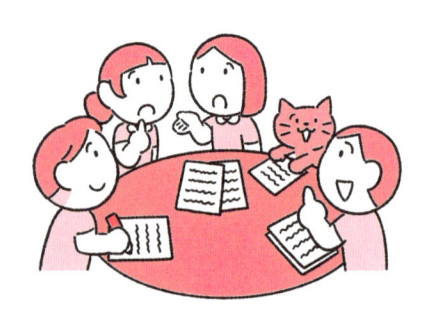

## 研修の内容　クリニカルコーチ会議は毎月1回、2時間の開催

2023年度のクリニカルコーチ会議のスケジュールと内容は表2のとおりです。

表2 クリニカルコーチ会議の具体的内容

| 日程 | | テーマ |
|---|---|---|
| 第1回 | 3月 | クリニカルコーチへの道〜指導者になるための準備〜 |
| 第2回 | 4月 | クリニカルコーチへの道〜出会いと関わり方のコツ〜 |
| 第3回 | 5月 | シミュレーション教育に役立つ知識 |
| 第4回 | 6月 | クリニカルコーチへの道〜自己理解と他者理解〜 |
| 第5回 | 7月 | クリニカルコーチへの道〜アドラー心理学〜 |
| 第6回 | 8月 | クリニカルラダー評価の説明 |
| 第7回 | 9月 | 休み |
| 第8回 | 10月 | クリニカルコーチへの道〜アサーションと交渉術〜 |
| 第9回 | 11月 | クリニカルコーチへの道〜SL理論・学習者に応じた関わり〜 |
| 第10回 | 12月 | クリニカルコーチへの道〜目標達成に向けた再設計〜 |
| 第11回 | 1月 | クリニカルコーチへの道〜2年目に向かう新人のサポートについて〜 |

## 研修のポイント　個別のテーマと成長の可視化

## ポイント1　テーマをオーダーメイドする

会議を展開するうえでの第一のポイントは「興味のあるテーマを考える」ことです。

### ①指導者になるための準備

4月に新人看護師を迎えるにあたり、新しく選出されたクリニカルコーチを対象とした会議は、**前年度の2〜3月頃から開始**します。初回の会議では、指導者に求められるスキルやマインド、新人看護師の世代背景などの特性を学びます。たとえば、Z世代とは何か、発達障害の特性、コロナ禍での学生生活背景など、様々な背景を知っておく必要があります。

また、クリニカルコーチ自身も自己の傾向や傾向を知り、強みや弱みを理解し、客観的に自己を捉えられる学習内容を企画します。この学習内容は、クリニカルコーチがこれから指導を行っていくなかで、新人看護師や部署の第三者と効果的にコミュニケーションを図るうえで重要です。ただ相手を知るだけでなく、自分自身も気づかなかった「自己を受け容れる」ことから始めていきます。

横のつながりを深めながら、共に成長を目指す！「クリニカルコーチ会議」

このように、新人看護師が入職する前から事前準備を始めることで、クリニカルコーチ自身の不安や緊張感が緩和され、指導者としての自信にもつながると考えています。

## ②クリニカルコーチ自身の悩みに寄り添う

年間を通して中盤には、新人看護師の進捗に差が出始めたり、部署の指導方針や意見の違いなどの問題が生じやすい時期となります。この時期は、クリニカルコーチが悩みを抱えやすくなります。そのため、アドラー心理学やアサーションによる交渉術など、**心理学を通じた学習**を取り入れています。これは、クリニカルコーチが指導者として成長するなかで、様々な問題に直面した際に、自分自身で他者と関わりながら解決していけるようにすることをねらい（期待）としています。

## ③目標達成に向けた再設計

後半では、残りの数か月、新人看護職員が独り立ちできるよう、個々の進捗状況に合わせた目標を再設計する会議テーマを企画します。この時期、なかなか成長に結びつかず、介入が難しい新人看護師もいます。そういった場合は、クリニカルコーチから相談された内容を会議で「事例」として共有し、みんなで解決策を考えます。これにより、新たな視点で問題に向き合えるよう支援しています。

### ポイント2 悩みや情報共有の場とする

クリニカルコーチは、新人看護師の教育全般を担う重要な役割を果たします。そのため、新人看護師、上司、スタッフとの板挟みになりがちです。この板挟みや重圧に押し潰されないように、クリニカルコーチ会議を単なる会議や研修の場ととらえず、学習者同士が協力して学び合う**「ピア・ラーニングの場」**として活用することがとても重要です。

具体的には、ポイント1で述べたテーマを通じて**「ディスカッション」**を行います。同じ境遇にある仲間だからこそわかり合えることができ、時には思いがけない気づきや発見が生まれることもあります。

ディスカッションのグループは毎回異なります。**グループ分けは、少人数（1グループあたり4〜5人）で構成**し、シミュレーション研修のチームメンバーや同じ悩みをもつ仲間、時にはくじ引きでランダムに振り分けることもあります。毎回異なる仲間とディスカッションすることで刺激が生まれ、場の活性化にもつながります。

ディスカッションした内容は全体で共有するので、様々な価値観に触れることができます。これにより、単なる雑談で終わることを回避できます。ただし、雑談や愚痴を通してストレス発散も重要です。そのため、ディスカッションの時間を長めに確保したり、講義のなかでディスカッションの回数を増やすなどの工夫を行っています。

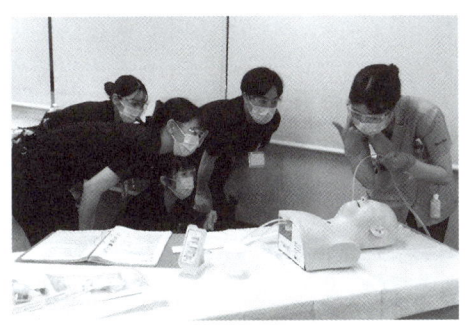
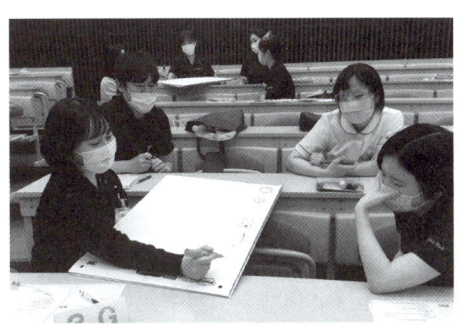

写真1　看護技術研修の様子

写真2　自分たちがファシリテーションを行うシミュレーション研修の打ち合わせの様子

## ポイント3　クリニカルコーチ自身の成長を可視化する

### ①「ルーブリック」評価の導入

　従来の自己評価表では、4段階評価（4：いつもしている、3：だいたいしている、2：あまりしていない、1：していない）を用いていましたが、個々の自己効力感の高低差によってバラつきが生じ、実態を反映できていないことが課題として挙げられていました。そこで、次なる評価方法として注目されたのが「ルーブリック」です。ルーブリックは、パフォーマンス評価を行う際に適している評価ツールとされています。

　ルーブリックは、**評価の指標となる基準が具体的な行動として描かれている**ため、自己効力感の高低差から生じる影響や提示するゴールの受け取られ方によるバラツキを回避することが期待できます。また、ルーブリック評価を行うことで、**クリニカルコーチの強みや弱みを知ることができます**。そういった情報も研修の企画運営を考えるうえで役立ちます。ルーブリック評価は、毎年内容を評価し、改訂したものを用いています（105ページ表3）。

### ②ポートフォリオの活用

　さらに、自己評価ツールとして新たにポートフォリオ（106ページ表4）を追加しました。

　先述したルーブリック評価は自己の成長を数値化するものですが、ポートフォリオを併せて活用することで、**成長の可視化と明文化が積極的に行えるツール**を取り入れています。

　ポートフォリオの効果として、自己の経験やキャリア、思考過程を可視化し、客観的に成長を俯瞰することで、自分自身が次に目指すべき方向が見えてくるといわれます。

　最後のクリニカルコーチ会議では、ポートフォリオを用いて、他者と自己の成長を承認し合います。**お互いを労い、称えることで自己肯定感が高まり、新たな目標につながる**と考えています。

　このポートフォリオでは、**「私が目指すクリニカルコーチ像」**を最初に書きます。自身が目指すクリニカルコーチ像を具体的に描き、行動目標を明確にすることが狙いです。

　その後、「エピソード記録」を記載します。エピソードが人を育てるという内藤知佐子先生のお言葉のもと、忘れてはいけないエピソードを記入し、毎回ではありませんが、会議の際に共有する場を設けることもあります。エピソードは月に1回でも何回でも記載す

ることができます。

　人はエピソードが起きたその時には様々な感情を抱いても、日々の生活のなかで忘れてしまうことがあります。おそらく、クリニカルコーチの新人看護師への指導も同様です。指導でつまずき悩んだこと、うまくいったことをすべてその時々に記録し、可視化しておくことが重要です。

　また、リフレクションも行います。リフレクションでは、何が起きたのかの事実、そのときの感情、次への戦略を考えます。リフレクションを通して更なる成長へつながることを期待し、我々もサポートしています。

## 研修の成果　行動の具体化を支援してコーチを育成

### 講義から実践へ。第三者の介入も重要

　講義を受けた直後は、やる気にあふれ、多くの気づきがあります。しかし、ひとたび業務に戻ると、そのやる気は若干トーンダウンします。そのため、**学びや気づきを行動に変換し、実践すること**が非常に重要となってきます。また、実践にどのように結びつけていくか工夫が必要です。

　行動に移すための最大の鍵となるのは、**行動を具体化すること**です。具体化するために、私たちも「面談」という形でフォローに入ります。

　実際に、新人看護師の進捗などで悩みを抱えているクリニカルコーチは、研修後に相談に来ることがあります。この際、十分に話を聞き、クリニカルコーチと一緒に行動を具体化します。また、必要に応じて新人看護師や部署の看護師長とも話し合いの場を持ち、第三者として介入していきます。

　話し合いの際に感じるのは、クリニカルコーチが「自分がなんとかしなければ」という強い責任感をもっていることです。懸命なクリニカルコーチの姿には驚かされます。最初は力が入りすぎているクリニカルコーチも、経験を重ね、講義を聴き、悩みながらも行動に移していくことで、教育の難しさや楽しさを実感している姿が面談を通じて伝わってきます。

　その評価を可視化したものが、先に述べたルーブリック評価とポートフォリオ評価です（表3、表4）。

### クリニカルコーチ自身の成長に役立つ

　我々が着目したのは、ルーブリック評価のA評価（理想的／できる／90％）です。A評価がつけられるのは、言い換えれば「自信がある」項目です。第1回目の自己評価では、34項目のうちA評価をつけたクリニカルコーチは少数でした。しかし、会議や研修を重ねるごとに、A評価をつける人数が増えてきています。

## ルーブリックを用いた自己評価表①

| 部署名 | |
|---|---|
| 氏名 | |

## 1 クリニカルコーチに必要な基本的知識

| | 項目 | 1回目評価 | 2回目評価 | 3回目評価 | A：理想的／できる（90%以上） | B：普通／ある程度できる（70%以上〜90%未満） | C：努力が必要（70%未満） |
|---|---|---|---|---|---|---|---|
| 1 | クリニカルコーチに求められる役割について説明することができる（OJT、支援、企画運営、調整） | | | | 4つの主な役割について項目と内容を説明ができる | 4つの主な役割について項目と内容を、資料を見ながら説明できる | 4つの主な役割について項目だけが説明できる |
| 2 | 新人教育に関心をもち、能動的に行動することができる（周囲を巻き込みながら組織として関係を調整する） | | | | 目の前にある課題解決に向け、必要に応じて実践支援室・その他適切な窓口に相談することができる　新人教育に関する情報を、看護系の雑誌や看護協会からのお知らせなどに目を通したり、その他院外セミナーに参加するなど、院外からの情報を積極的に得ようとする姿がある | 目の前にある課題解決に向け、必要に応じて実践支援室・その他適切な窓口に相談することができる | 相談せずひとりで課題を抱えてしまう |
| 3 | 指導者としての7つの心構えを説明できる　1. 人は必ず伸びる　2. 教育の完結は自分が変わること　3. 教育の中心は学習者　4. 学習者は可能性を持った存在　5. 我々の重要な仕事は学習者の意欲と能力を引き出すこと　6. 我々の立ち位置は伴走者　7. 自らが安全基地となり、信じて待つこと | | | | 7つすべてについて説明ができる | No.1〜6までのうち、4つについて説明ができる（ただし、7番目は必須） | まったく説明ができない |
| 4 | 指導の三要素（きく・みる・つたえる）を説明できる | | | | 3つすべてについて説明ができる | 「きく」について説明ができる | まったく説明ができない |

表3　クリニカルコーチとしての成長を評価するルーブリックの一部抜粋

## クリニカルコーチ自己評価表②

| 部署 | | 目標：私が目指すクリニカルコーチ像<br>（○○するために、○○する） |
|---|---|---|
| 氏名 | | |

### 1. 1年を通して自己の成長を可視化してみましょう

| クリニカルコーチを<br>任命された今の気持ち | 半年経過した気持ちの変化 | 1年を振り返ってみての気持ち |
|---|---|---|
| | | |

表4　ポートフォリオの例

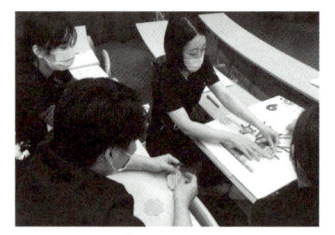

写真3、4、5
グループワーク（クリニカルコーチ
として1年の成長を振り返る様子）

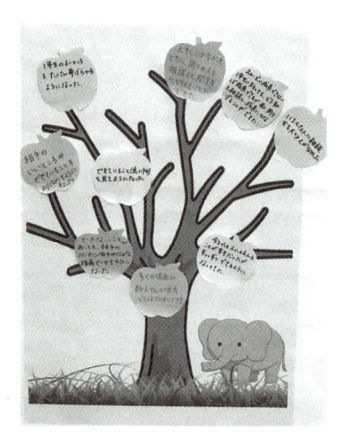

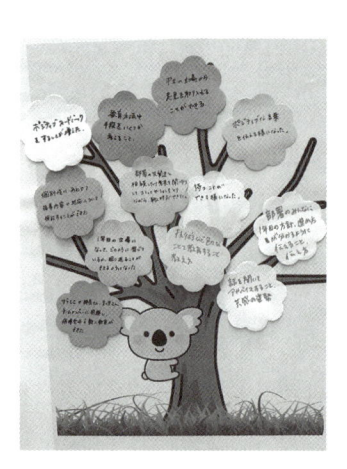

　たとえば、ルーブリック評価項目3「指導者としての7つの心構えを説明できる」では、1回目が2人、2回目が10人、3回目では20人のクリニカルコーチがA評価をつけました。また、項目7「新人看護師の気持ちを理解するためにまずは相手の思いや話を"きく"ことができる」では、1回目が2人、2回目は16人、3回目では23人がA評価をつけました。

　このように、**会議や研修での学びや気づきをOJTで生かしていくなかで、新人看護師の成長する姿に手ごたえや自信を感じてもらえているのではないか**と考えています。

　クリニカルコーチを任命された直後は、ネガティブな意見が9割を占めていました（表5）。そのなかでもネガティブな意見の大半は、「自分に務まるのかという不安」でした。しかし、その未知への不安は、**クリニカルコーチ会議で知識を得て、日々の実践のなかで経験を重ねることで変化していきます**。最終的には、クリニカルコーチ一人ひとりが自分自身の「弱み」を「強み」に変え、自らの可能性に気づき、成長を感じる結果となっていることがわかります。

| クリニカルコーチを任命された今の気持ち | 1年を振り返ってみての気持ち |
|---|---|
| ・教育が苦手<br>・何故、私なのか<br>・自分で務まるだろうかと不安<br>・質問されて答えられるか不安<br>・責任重大<br>・任せてもらえてうれしい | ・今まで人に伝えることが苦手だったが、講義を聞き、効果的に伝えるためにどうしたらいいか考え実践できるようになった<br>・会議や演習を通して指導方法を学ぶことができた<br>・最初は向いていないと思っていたが、苦手なことに挑戦することで新たな自分を発見し、成長するきっかけになることもあると思うので、これからもチャンスがあれば新たなことに挑戦していきたい<br>・新人教育に関する面白さと、やりがいを感じることができるようになった |

表5　ポートフォリオ評価（1年を通しての自己の成長を可視化：一部抜粋）

**まとめ！**

2020（令和2）年コロナ禍で当院の「クリニカルコーチ会議」の形式も変化しました。価値観が多様化する現在、また絶えず変化し続ける社会には柔軟に対応できる人材が求められます。

今後は、コロナ禍に新人時代を経験した看護師がクリニカルコーチになる日も近くなってきます。面会制限が長く続いた昨今、経験の浅い看護師がまだまだ家族とのやり取りやケアに戸惑うといった声も聞かれます。そのため、コロナ禍を経てきた世代への指導・育成については、従来よりもさらに手厚い支援体制が必要になってくるのではないかと考えます。

以上のように、組織として病院理念・看護理念のもと、後進育成を通して、現代社会のニーズに応えられる人材を育てていきたいと考えています。その取り組みが、自施設の質の高い看護教育につながると期待しています。

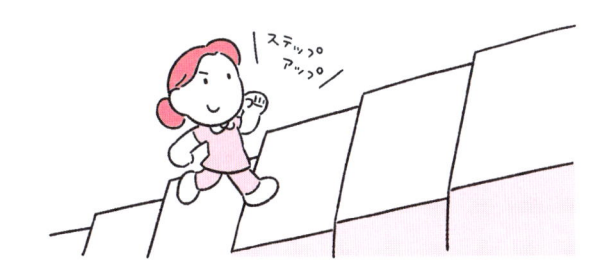

**参考・引用文献**

内藤知佐子：指導力向上ブック，メディカ出版，2022.
内藤知佐子：看護管理のための「教え方」「育て方」講座，メディカ出版，2019.
内藤知佐子，他：看護を教える人が発問と応答のスキルを磨く本，医学書院，2023.
猪又克子：成果の出る院内研修を演出する看護のマネジメントサイクル，学研メディカル秀潤社，2016.

# 新人の心理的安全基地をつくる！「実地指導者向け教育研修」

埼玉県済生会　加須病院　鮎ヶ瀬光子・丸山真紀子

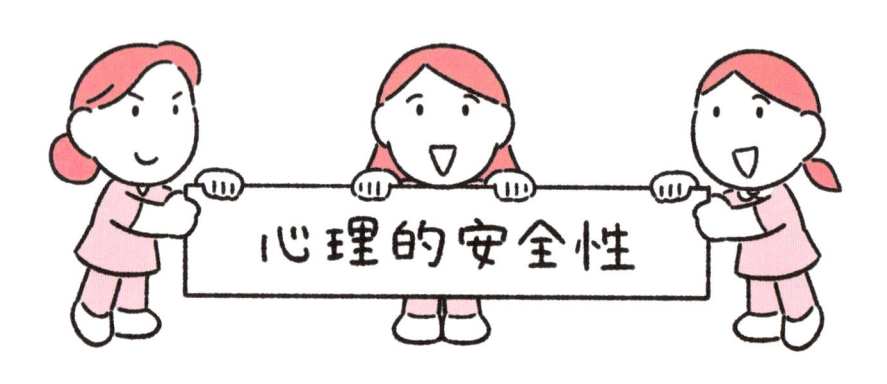

| 対象 | ラダーIVに該当する実地指導者・看護管理職・主任・副主任 |
| --- | --- |
| 目的 | 心理的安全性のある職場風土をつくることで新人の離職を防ぐ |
| 目標 | ①新人を育てるうえで必要なこと（知識・方法・態度等）を理解することができる<br>②学んだことを実践し、評価しながら新人教育に生かすことができる |
| 病院規模 | 病床数：304床／職員数：632人（看護師407人）／看護配置：7対1（2024年2月現在） |

**この研修のポイント！**

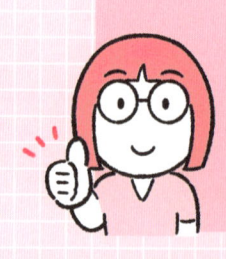

この研修の最大の魅力は、管理職やリーダークラスから研修をスタートし、組織全体の風土を変えた点です。良い研修をしても現場で生かされないことが多いなか、管理職から研修を始めることで実践しやすい環境が醸成されました。ファーストペンギンとなったのは看護部長です。看護部長の思いに皆が共感し、組織改革へとつながりました。病棟再編や移転もあったコロナ禍でも、新人看護職の離職がゼロだったことは、この研修の成果を物語っています。

## 高い新人離職率を受け、改善を模索

　埼玉県済生会加須病院（以下、当院）は、新人教育において、長年「プリセプター制度」を導入しています。研修はすべて勤務時間内に行い、十分な時間を確保しています。また、e-learningを活用し、どこでも学習できる環境を整えるなど、充実した教育体制を提供しています。その結果、採用面接では「充実した教育体制」を志望動機に挙げる応募者が多くいます。しかし、新人の離職率はその反応とは相反する値を示していました。2018（平成30）～2022（令和4）年の新人離職率の平均は9.7％で、2019（令和元）年度は23.0％と非常に高い値を示しました。筆者（鮎ヶ瀬）は看護部長に就任後、「その原因がどこにあるのか」を現場をラウンドしながら模索していました。

## 「心理的安全基地はありますか？」

　現場をラウンドする際、プリセプターや先輩看護師が新人をどのように指導しているかを意識的に確認しました。新人が病棟の環境に慣れ、できることが増えてくる6月から9月頃になると、「アセスメントは？」「勉強してきた？」「どうしてだと思う？」といった"なぜなぜ質問"が多く見受けられるようになります。こうした質問に新人がゆっくり返答できる場合もありますが、多くは無言で困り顔になります。そして、笑顔が減り、精神的に不安定になる時期を迎えます。この時期を乗り越えられる新人はいいですが、どんどん笑顔がなくなり、退職を希望する新人も残念ながらいます。

　看護師は、もともと真面目で、人の役に立ちたいという「奉仕精神」が強い職種です。新人にも一生懸命指導し、早く一人前の看護師になって欲しいと願い、自分で考えさせなければと、毎日熱心に指導を行います。しかし、新人の成長は指導する看護師の目標とする到達レベルには達していないのが現状です。自分が指導した新人の評価が悪かったり退職になったりすると、**自分を責め、プリセプター自身が退職するケース**もあります。それほど真面目で熱心なのです。現場の看護師は、毎日の指導に悩み苦戦しながらがんばっていますが、そのがんばりが先輩看護師を苦しめています。

　一方、新人も**ひとりのプリセプターと同じ勤務に負担を感じ、関係性が悪くならないことに注力しながら勤務している**のではないかと感じるようになりました。

　この現状から脱却するためには、新人が先輩の豊富な経験から学び、その面白さを感じられるようにすることが必要です。そして、先輩は新人に惜しみなく教える方法に変える必要があると強く感じていました。そんなとき、研修会で内藤知佐子先生と出会いました。その研修会で、**「新人の心理的安全基地をつくる！　それが現場にありますか？」**という言葉が私にストレートに伝わりました。現場には今、それが無い。内藤先生の方法なら変

えられるかもしれない！と思った瞬間でした。そして、内藤先生と共に、教育体制の再構築に向けた研修を始めたのです。以下、丸山より詳細をご説明します。

## 対象 実地指導者を中心に

日本看護協会版看護師のクリニカルラダーと済生会看護職員教育指針に基づき作成した自施設ラダーを使用し、ラダーⅣに該当する実地指導者113名を選出。また、看護管理職（部長・課長・副課長）17名、主任19名、副主任24名の計173名に対して、外部講師を招き、新人看護師育成に関する教育研修を共通の内容で実施しました。

## タイムスケジュール 年3回、3時間の研修

2020（令和2）～ 2022（令和4）年まで、9：00 ～ 12：00までの3時間の研修を、年3回行い、1年ごとに出席者を変えて実施しました。具体的なタイムスケジュールの例は表1のとおりです。各研修の終了後、研修内容をリフレクションし、次回までに行動することを決めます。

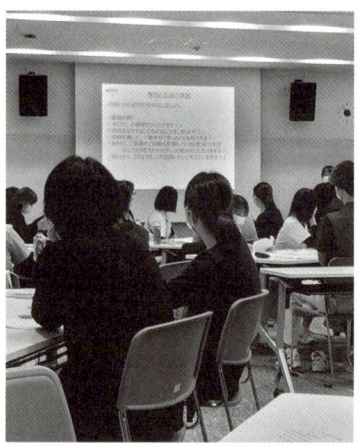

| 時間 | 内容 |
|---|---|
| 8:30 ～ 9:00（30分） | 集合・出欠確認 |
| 9:00 ～ 10:00（60分） | 研修① |
| 10:00 ～ 10:10（10分） | 休憩 |
| 10:10 ～ 11:10（60分） | 研修②（個人・短いグループワーク含む） |
| 11:10 ～ 12:00（50分） | 研修③（グループワーク） |
| 12:00 | 終了 |

表1 研修タイムスケジュール

写真1 研修の模様

## 研修の内容 理解と実践で築く心理的安全性

### 相手を知る！

新人看護師の育成には、まず**対象者の性質や特性を知ること**が重要です。当院では、新人看護師のOJT（On the Job Training）を担当する中堅看護師の多くが30 ～ 40代です。彼らと現在の新人看護師では、受けてきた基礎教育や、先輩からの教育方法も違います。

めまぐるしく変化する時代では、たとえ10年の差であっても、育ってきた時代背景が異なるため、仕事に対する価値観も違ってきます。**新人看護師がどのような場面でどのように考え行動しているのかがわからなくなるのも当然**です。

これまでも、部署や委員会などの会議を通じて、新人看護師の成長について情報共有を行ってきました。しかし、話題になるのは予定通りに成長しない新人のことがほとんどです。うまくいかないことを共有するだけでは根本的な解決にはなりません。**一生懸命教えているのに、なぜうまくいかないのか、なぜ辞めてしまうのか**。その原因を理解し、それに対する対策を講じるには、数人ではなく『**組織レベル**』で行動しなければ、同じ問題を繰り返してしまうと考えました。

では、何が原因なのか。その答えは、先輩看護師の日々の会話のなかにありました。「普通にやれないのよ」「あたりまえですよね」「感覚が違う」「今の新人がよくわからない」といった言葉から、先輩看護師と新人看護師の間には事柄のとらえ方に乖離（かいり）があることがわかりました。つまり、**感覚が違う**のです。教育課程も育った環境も異なり、人生の多感な時期を過ごした時代も違います。家族でもありません。**お互いが感じる「普通」にズレ**が生じており、「よくわからない」というのも納得がいきます。

そして、先輩看護師は辞めていく新人看護師の姿から自分たちも不安を感じ、自信を喪失していました。自分たちの部署から辞める新人をなくしたい。そのためには、まず対象である新人の世代を客観的に理解し、受け入れる姿勢が必要です。

### ▌自分（組織）を知る！

当院では、新人教育をプリセプターシップから「**チーム支援型**」に変更しました。これは、プリセプターの負担を軽減し、同時に決められた看護師だけではなく、キャリアが豊富な多くの先輩看護師が関わることで、新人が視野の広い学びを得られるのではないかと考えたからです。

また、デジタルネイティブであるZ世代は、「**合理的で生産性が高いこと**」が納得して動くための原動力になっている世代です。SNSのフラットでボーダレスな枠組みで育った彼らは、ひとりの先輩とじっくり関わるよりも、**複数の先輩看護師から学ぶことができるチーム支援型が適している**と考えました。

#### 「チーム支援型導入」初年度の失敗

チーム支援型に変更した初年度はうまくいかず、新人の独り立ちが例年より遅くなりました。それぞれのラダー別に新人教育の役割を決めたのですが、これが十分に理解されておらず、現場に混乱が生じていました。

看護師は臨床実践には優れていますが、教育方法を学んでいるわけではありません。患者さんには優しく声をかけられても、後輩に教える際に同じ能力を発揮できるとは限りません。看護師はそれぞれ、自分が指導されたように、あるいは自分が良いと思った指導方

法で教えていましたが、その方法は今の新人にはマッチしていませんでした。

　新人看護師にとっては「強い言葉で言われる」「怒られる」「忙しそうで聞きにくい」「先輩によってやり方が違う」などのズレが生じていました。

### 新しい考え方、価値観を取り入れるために

　研修内容は講師と相談し、主に「新人の育て方」「コーチング」「教えるとは何か」をテーマに組み立てました。まずは、「教えること」の基礎と姿勢を学ぶことにしました。

　教えるということは難しく、自分ができることが他の人もできるとは限りません。「自分ができること」と「教えること」はまったく異なります。まして、教わる人に合わせて一定の期間で指導するのはもっと難しい。つまり、教育スキルだけでなく、教える「自分自身」や「自施設の組織文化」を理解することが必要です。

　公私ともに忙しいなかで、自分自身と正面から向き合う時間を取るのは容易ではありません。また、これまで自分たちがやってきた方法と正面から向き合い、良いところ悪いところを見つめ直すことは勇気がいります。しかし、それを行うことは、これまでの自分たちを否定することではなく、新しい考え方や文化を取り入れ、その時代に合った指導方法を取り入れることで患者に適切な看護を提供することにつながります。

### 📕 方法を知る！

　先述のように、看護師は教育についての具体的な方法を学んでいません。そのため、後輩に教える際に常に「うまく教えられているか」と自問自答しています。うまくいっているなら問題ありませんが、後輩から「怖い」「（指導の）時間が長い」などと言われると、がっかりすると同時に、自分の指導に自信をもてなくなります。

　そのため、新人の性質と特性を理解し、その特性に合った質問の仕方や対応方法を具体例を盛り込みながら学んでいきました。「コーチング」「ファシリテーション」「アサーション」などのワークを取り入れることは、〔具体的な説明や質問〕〔繰り返しの説明〕などを【指導方法の工夫】として実践につながりました。

　そして、継続して研修を受講することで、指導者たちの指導方法はさらに具体的な行動レベルに変化したのです。これは、研修で得た知識と自身の経験をつなぎ合わせることで、五藤が述べている「実践の現場で体験したことを研修の場で理論と統合し、意味づけること、意味づけた体験を経験へと循環していくことこそ理論と実践の統合となり、中堅看護師の実践力を高めていくことになる」[1]につながったと考えます。

　そして、リフレクションを繰り返し、自身の考えや行動を内省し、気づきを積み重ねることで、具体的な行動への工夫ができるようになりました。

### 「心理的安全性」の重要性

　研修では多くのことを学びましたが、一番のキーワードは『心理的安全性』でした。こ

の『心理的安全性』という言葉は、研修を始めた当初は聞き慣れないものでしたが、今では看護部の目標にも取り入れられ、すべての看護師に理解されています。この『心理的安全性』を理解することは、学んだことを実践に生かす上で非常に重要です。

たとえば、新人指導方法を振り返る際に、自分のとった行動や言動が新人の『心理的安全性を守っていたか』という視点で評価することで、誰にでもわかりやすく評価できます。

## 研修のポイント　期待共有からフォローアップまで

### ポイント1　研修前に主旨と期待を伝えておく

新人は大切ですが、それ以上に現在働いているスタッフは組織にとって非常に重要な存在です。研修を受講することで、新人の成長だけでなく、受講者が実地指導者としての自分の成長や可能性を感じることが重要です。

また、スタッフは公私ともに忙しく、業務における責任も大きく、求められる役割や成果も多い年代です。すべてのスタッフが研修などで学ぶ機会を取るのは難しいのが現状です。そのため、受講者には、研修の趣旨と期待することを事前にメールで伝え、学びへの「期待感」を高めます。

### ポイント2　同じ研修で同じ方向を向く

本研修は、管理職から対象となるスタッフまで同じ講習を受講することになっています。

看護師は仕事をするうえで必要な知識や技術を習得し、管理職になるとマネジメントなど多くの研修を受講しています。それぞれ研修で必要な内容を学んでいますが、それを共有して行動に移すことはなかなか困難です。ときには、管理職とスタッフの考える課題や解決方法がずれていることもあります。

そこで、管理職とスタッフが同じ研修を受けることで、お互いの話す内容が理解しやすくなり、「これは、自分たちに必要で効果があることだ！」と向かう方向が一致しやすくなります。

### ポイント3　グループワークの活用

研修には必ずグループワークを取り入れ、現在抱えている現場の課題を共有します。改めて課題を共通認識することで、学んだ内容の効果的な活用方法を検討することができます。

## ポイント4　リフレクションの実施

　研修時間内でのリフレクションをそのままにせず、**レポートにより可視化**し、いつでも見られるようにします。自分自身の考えを自分の言葉で残すことで、頭の整理ができ、学んだことを振り返りやすくなります。

　また、研修の内容を整理しやすいように雛形を作成することも、研修を効果的に進めるコツです。

## ポイント5　継続的なフォローアップ

　研修終了後しばらく経つと、日々の忙しさに追われて研修での学びや思いを忘れてしまいがちです。そのため、「その後いかがですか」と受講スタッフに思い出してもらえるようなメールを送ります。院内をラウンドしていると「（意識して）続けています！」と声がかかることがあります。

## 研修の成果　人間関係での退職者がほぼゼロに！

### ▶柔軟で前向きな職場文化の醸成

　まず、院内の実地指導者からのネガティブな意見が減少しました。新人が思うように成長しなくても、すぐに諦めたり、「もうやっていけない」と決めつけたりすることがなくなりました。その結果、**課長たちが新人のことで部長室に相談に行く回数も減少した**のではないでしょうか。

　また、新人の得意分野を必ず探し出すことを始めました。たとえば、「優先順位のつけ方は苦手でも、患者さんへの声のかけ方はとても優しい」というように、**新人の良い面を探し出し、共に成長を喜ぶ**ことができるようになりました。すると不思議なことに、今まで新人に関わることをためらっていた2年目や3年目の看護師がメンターシップを発揮し、新人に寄り添い、積極的に話を聞いてくれるようになりました。

　先輩看護師のなかには、新人時代に厳しく育てられた時代の看護師も多くいます。そのため、自分の経験を基に同じような指導をした結果、新人が挫折し、自分自身もつらい思いをしてきました。

　しかし、研修で指導方法を学び、**自分だけでなく組織全体で「私たちが変わろう！」と変化した**ことで、職場の心理的安全性が高まり、自分たちの職場や指導方法を肯定することにつながったと考えます。人間関係で退職する看護師がほとんどいなくなりました。

　当院はPNS（パートナーシップナーシング）の導入やセル看護提供方式®など、新しいチャレンジを行ってきました。そのなかにはうまくいったこともあれば、挫折したことも

あります。研修で「組織変化」を学んでも、現実には難しいと感じる場面はこれまでに何度もありました。誰でも、今までのやり方や考え方の変化を迫られることは怖いものです。しかし、私たちは勇気を出して踏み出すことで、たくさんの成果を手に入れました。今回行った実地指導者研修のグループワークでは、いくつもの付箋に記入されていました。

**「当院は変化する組織である！」**

これには驚きと嬉しさと感動でいっぱいになりました。

### ▼ 変革を導くファーストペンギン

どんなに素晴らしい方法でも、ひとりや2人の力では変えることが難しいこともあります。今までの行動を組織的に大きく変化させるには、マインドの変化が必要です。それとともに、**誰かがファーストペンギンになる**必要があります。このファーストペンギンは、ジョン・P・コッターらによって書かれた『カモメになったペンギン』（ダイヤモンド社／ 2007）に登場する、好奇心と観察力が高く、仲間思いのペンギンです[2]。

予想される災難からコロニーを救うために奔走するファーストペンギンですが、変化を望まない多くの仲間の反対に遭います。しかし、ファーストペンギンには**コアとなる重要な仲間（コアメンバー）**ができます。仲間はファーストペンギンの思いや考えに共感し、それを実行することでさらに多くの仲間が恩恵を受けることを理解しています。また、仲間はそれぞれ得意分野や個性をもっています。この研修の成果のひとつは、**参加したメンバーが自部署の仲間の考えや個性を認め合い、コアメンバーができた**ことでした。ちなみに当院のファーストペンギンは看護部長でした。

**ま と め ！**

研修の回数が進むにつれて、研修内容を理解するメンバーが増えていきました。その結果、新人指導の際には、これまでの指導方法に固執せず、相手である新人の特性を理解し、自分自身の声かけや行動を変えるスタッフが増えてきました。
研修内容を現場で反映させるためには、学んだことを振り返り、それを実践につなげることが重要です。そして、その実践を評価し、次の行動につなげる仕組みや機会をつくる必要があります。研修を数回に分けて行うことで、メールやアンケートを活用して実践の経過を追い、自分自身と向き合う機会を繰り返しつくることで、継続的な研修効果が期待できます。また、同じ研修を受講した看護師が増えることで、学んだことを実践しやすくなり、継続しやすくなると考えています。

参考・引用文献

1）五籐陽子：中堅ナースの実践力を、リーダーシップ研修を通して高める；当施設における中堅看護師の研修プログラムの実際と評価，看護実践の科学，39（2）；13, 2014.
2）ジョン・P・コッター，ホルガー・ラスゲバー：カモメになったペンギン，ダイヤモンド社，2007.

指導者育成

# 自らの看護を振り返る
# 「臨床倫理とナラティブ発表会」

社会医療法人寿会　富永病院　曽山小百合

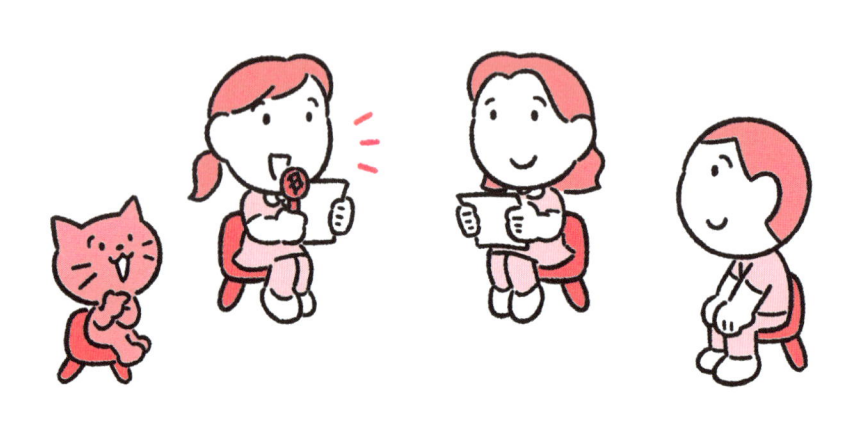

| 対象 | ラダーⅢ・ラダーⅣを目指す看護師 |
|---|---|
| 目的 | ①倫理実践への理解が深まる<br>②エキスパートナースとして自己の経験や看護実践を振り返り、看護観を深める |
| 目標 | ①ナラティブを発表し、他者の意見を実践に生かす<br>②各自が意思決定基準をもち、予測困難な場面にも対応できる<br>③倫理的視点で看護ケアを指導することができる<br>④患者家族の意思決定に専門的視点で介入することができる |
| 病院規模 | 病床数：306床／職員数：755人（看護師289人）／看護配置：7対1（2024年10月現在） |

**この研修のポイント！**

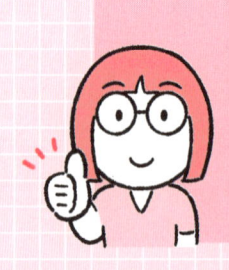

臨床倫理と聞くと難しく感じる方も多いかもしれませんが、本研修はナラティブを掛け合わせることでその難しさを解消しています。場づくりにも工夫が凝らされ、ナラティブの場面では対話が生まれやすいよう椅子だけのサークル型が採用されています。さらに、臨床現場につなげる研修を意識し、自部署に戻った後も発表の機会を設けることで他のスタッフへ語る場を提供。受講者は繰り返し語るなかで、看護観の確立につながることが期待できます。

## 「倫理研修」の課題

　富永病院（以下、当院）では、看護部教育委員会がラダーごとに研修を開催しています。2014（平成26）年度からは、新人からラダーⅣ受講生全員を対象に、「倫理研修」を行ってきました。倫理研修を企画し実施するなかで、倫理研修は必要な研修のひとつではあるものの「とっつきにくい」「難しい」と感じる受講生が多いことがわかりました。また、新人看護師は日々先輩や上司から「看護観」を確認される機会が多いものの、ラダーが進むにつれて自分の看護を語る機会が減少している現状も見えてきました。さらに、日々の業務のなかで自らの看護を内省し、看護観を共有する機会や時間をつくることは難しいのが現状です。このような研修と現場の状況を振り返り、それぞれの看護師が「経験したこと」や「大切にしていること」を共有できる研修はできないかと考えました。そこで、ラダーが高い看護師を対象に「ナラティブ」の手法を用い、自らの看護を振り返る機会を研修に取り入れることを企画しました。

「ナラティブ」とは、現場で実際に向き合った事例を、患者の背景や自分の考えを含めて物語として語り、見つめ直す手法です。このナラティブを通して、それぞれが大切にしてきた看護を言語化することで、互いに認め合い、学び合う職場づくりを行うために、倫理研修のなかに「ナラティブ」を取り入れました。

**タイムスケジュール** **倫理研修とナラティブ発表会**

　それぞれのスケジュールは以下、表1のとおりです。

| ラダーⅢ研修 | 1回目：看護倫理研修<br>2回目（別日程）：倫理カンファレンス実践内容の振り返り<br>　　　　　　　　　　ナラティブ発表会 |
| --- | --- |
| ラダーⅣ研修 | 1回目：臨床倫理研修（臨床倫理講義、倫理カンファレンスを使用した演習）<br>同日：ナラティブ発表会 |

表1　研修のスケジュール

キャリア開発

**倫理的判断力とコミュニケーション能力を高める**

### 事前準備：研修プログラム

　日本看護協会が推奨する「看護実践能力習熟段階」の**「専門的・倫理的・法的な実践能力」を参考**にし、研修の目的と目標を設定しています。研修プログラムの案内は、ペーパーレス化を図るため、院内メールを活用しています。

　受講生は研修当日までに、過去の経験のなかから**心に残る看護場面「ナラティブ」を800字程度で作成**します。希望者には、後日、日本看護協会が看護の日に開催する「忘れられない看護エピソード」に「ナラティブ」の内容を応募する機会も提供しています。

### 動機づけ

　研修の受講生に対して**「動機づけ」は最も大切**です。受講生自身が何のための研修なのか、その目的や目標を理解することが必要です。そのため、研修開始時には「なぜその研修が必要なのか」「何を目的に受講してもらいたいのか」など、**目的や目標を必ず伝える**ようにしています。

「研修を実施すること」が目的・目標ではありません。「研修で学んだことを現場で実践し成果につなげること」「受講生の成長を支援すること」が研修の真の目的です。これにより、研修の成果を上げ、受講生の成長を支援する仕組みが働くことにつながります。

### グループワークを多用

　臨床倫理についての研修を行った後に、各自が「ナラティブ」を発表します。まず、臨床倫理の研修を受けることで、受講生は臨床現場で起きる問題を倫理的視点から検討するアプローチについて学びます。臨床倫理を考える上で最も重要なのは、**患者さんとご家族の物語につながる「ナラティブ」**です。また、研修ではグループワークを多く取り入れ、受講生同士の交流を促進します。ふだん関わることのない同じラダーを目指す受講生同士が交流することで、部署を超えたコミュニケーションの活性化にもつながります。

　研修の具体的な内容は表2のとおりです。

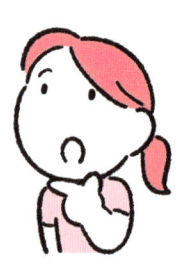

| | 1回目：看護倫理研修 |
|---|---|
| ラダーⅢ研修 | ＜講義項目＞<br>1.倫理一般と臨床の倫理——倫理的姿勢と臨床倫理の原則<br>2.意思決定プロセス<br>3.事例検討の進め方<br>4.グループワーク<br>＊講師（認定看護管理者教育課程ファーストレベル以上を修了した管理職）による看護倫理の講義を行った後、「倫理カンファレンスシート」を使用し、グループワークを実施（次ページ図2）<br>＊2回目の研修までの間に自部署で、倫理カンファレンスの開催を依頼 |
| | **2回目（別日程）：倫理カンファレンス実践内容の振り返り** |
| | 1回目に研修内で実施した「倫理カンファレンスシート」を使用したグループワークの内容を、病棟でも開催・共有し、振り返りの場とする。<br>その後、各自の「ナラティブ」を発表会形式で発表 |
| ラダーⅣ研修 | **1回目：臨床倫理研修** |
| | ＜講義項目＞<br>1.看護専門職であることと倫理（変化する社会背景とともに考える）<br>2.よりよい看護実践とは何か：臨床倫理のアプローチ<br>3.臨床倫理と意思決定の支援<br>　（グループワークを通し深める、事例を通し語り合う）<br>4.自己価値、他者の価値を共有し理解する<br>＊講師（認定看護管理者教育課程ファーストレベル以上を修了した管理職）による臨床倫理の講義を行った後、「倫理カンファレンスシート」を使用し、グループワークを実施 |
| | **2回目（同日）：ナラティブ発表会** |
| | 各自が準備してきた「ナラティブ」を発表する。個々の「ナラティブ」に対し意見交換を実施する。<br>**＊後日、自部署でもナラティブ発表を依頼** |

表2　研修の具体的な内容

**研修のポイント**　「場づくり」と「振り返り」を活用

**ポイント1**　研修内容に合わせた物理的な場づくり

**①看護倫理・臨床倫理講義**

　講義は「スクール形式」で行います。すべての机と椅子を学校の教室のように講師に向けて配置します。このレイアウトにより受講者は自然な姿勢で受講でき、講師は受講生一人ひとりの顔を確認しながら研修を進めることができます。

**②ナラティブ発表会**

　ナラティブ発表会は「サークル型」（円形）で行います（図1）。受講生だけでなく、講師も共に座ります。この配置は、「円」という形

図1　椅子だけのサークル型に

## 【倫理カンファレンスシート】

### ステップ1　事例の整理

| | |
|---|---|
| 倫理的対応が困難であった場面（100～200字程度） | |
| どのような立場でかかわったか(例:受け持ちNs、リーダー看護師、主任) | |
| 事例を取り上げたきっかけ | |
| 患者プロフィール | |
| 現病歴 | |
| 現在の治療方針 | |
| 現在の看護方針 | |
| 現在までの実際の経過 | |

### ステップ2　登場人物の気持ちの確認・推量

| | |
|---|---|
| 患者 | |
| 家族 | |
| 看護師 | |
| 医師 | |

### ステップ3　倫理の基本原則の視点から検討する

| 原則 | 原則の意味 | 本事例の状況（守られているか、問題はないか） |
|---|---|---|
| 善行 | 善を行い、害を避ける | |
| 自律 | 自分の事を自分で決定する | |
| 正義 | 公平に資源を分配する | |
| 誠実 | 真実を告げ、嘘を言わない | |
| 忠誠 | 約束を守る、秘密を守る | |

### ステップ4　1～3の中で不足していると感じる情報はあるか（情報収集も今後の課題となる）

| |
|---|
| |

### ステップ5　想定できる選択肢とその場合に起こりうる影響を明らかにする（考えつく限り記入）

| | 想定できる選択肢 | 起こり得る影響 |
|---|---|---|
| ① | | |
| ② | | |
| ③ | | |

### ステップ6　倫理的ジレンマを解決するための方策（取るべき行動は何か）

| |
|---|
| |

2022年3月31日作成

図2　「倫理カンファレンスシート」の例

と机がないことが特徴で、心理的な壁（距離）を取り除くことを目的としています。参加者同士が距離を感じず、一体感をもって話し合いや考えを深めることができます。リラックスして話し合いたい時や、参加者同士の距離感を縮めたい時に最適な配置です。

## ポイント2 安心感をつくる心理的な場づくり

### ①グラウンドルールを作成

研修の進行やグループワークの前に、以下のように全員で守るべきルールを決め、伝えます。

> ・相手の発言に対して否定はせず受け入れる
> ・相手の話を遮らず、最後まで聞く

### ②発表者の「語り」ポイント

発表者が自らの経験を共有する際のポイントは以下のとおりです。

> ・その出来事や場面で感じたことや考えたことを語る
> ・決断したことや行動したこと
> ・対象者がどのような反応をしたか
> ・出来事の後に感じたことや考えたこと
> ・なぜこの出来事や場面が重要なのか
> ・感情を最大限に表現する（流涙OK！）

### ③参加者の「傾聴」ポイント

発表者の語りを聴く際のポイントは以下のとおりです。

> ・相手の物語を聴く
> ・傾聴に徹する
> ・「心理的安全性」を大前提に聴く
> ・アイコンタクトや相槌を行う
> ・聴きながらの流涙OK！
> ・集団効力感が高まり、「このグループなら何かできそう」と感じられる雰囲気を
>   つくる

### ④参加者の「質問」ポイント

発表者に対して質問を行う際のポイントは以下のとおりです。

> ・「指摘」ではなく「質問」を行う
> ・相手が答えやすい質問をする

- 見えないものが見えるような質問をする
- 自分の体験を交えて質問してもOK！

### ポイント3 研修を「やりっぱなし」で終わらせない工夫

研修は手段であって、目的やゴールではありません。研修が「やりっぱなし」になるのを防ぐためには、企画段階から「どのように効果を評価するか」を検討する必要があります。具体的には、「受講生の行動がどのように変化したか」を評価することが重要です。そのため、「研修後アンケート」での評価だけでなく、「振り返りシート」も使用し、継続して振り返るためのフォローアップを行っています。

#### ①研修後アンケート

研修効果を高めるために、まず受講生の満足度や受講後に現場で活用できるかどうかを確認します。このフィードバックは研修の問題点や改善点を評価し、次回の研修に反映させるために重要です。受講生の意見をもとに研修内容を分析し、次回の内容をブラッシュアップしています。また、時間配分やわかりやすさ、改善点の有無などもアンケートを通じて確認し、今後の企画の参考にしています。このように、アンケート結果を詳細に分析し、担当者間で共有するようにしています。

#### ②振り返りシートの使用

「人間は忘れる生き物」です。そのため、振り返りを「エビングハウスの忘却曲線」を活用して行っています。

エビングハウスの忘却曲線とは、ドイツの心理学者ヘルマン・エビングハウスが人間の長期記憶について研究し提唱した理論です。彼の研究では、意味のないアルファベットを記憶させた後、どれだけ記憶を保持できているかを測定しました。その結果、20分後には42％の内容が忘れられていることが判明しました。しかし、学習後24時間以内に10分間の復習を行うと記憶が100％に戻り、1週間以内に5分間振り返ると再び記憶が戻ります。さらに、1か月以内に2〜4分の復習を行うことで、記憶は再び復活するとされています。

このエビングハウスの忘却曲線に基づき、研修を研修直後、1週間以内、1か月後のタイミングで振り返るようにしています。

これにより、知識が効率的に定着するよう取り組んでいます。

#### ③振り返りシートの活用

さらに、振り返りシートを使用して、倫理研修だけでなく他のラダー研修でも共有する機会を設けています。現場の管理職もこれらのシートを確認できるようにし、受講生が学んだ内容を継続的に振り返り、実践に生かせるよう支援しています。

### ナラティブの意義

「ナラティブ」はただの語りではなく、そこに含まれる意味が重要です。臨床倫理の研修を通じて、自分が感じた「もやもやした気持ち」や「心に残った看護場面」を言語化し、誰かに語ることで、**「なぜ私はこの看護場面を選択したのか」と考える機会**を得ることができます。それを受講生同士で共有することで、何らかの意味づけにつながることがあります。その体験こそが、経験につながっていきます。

　実際に研修で語られたナラティブを、自部署に戻ってから「発表会」の機会を設けることで、ラダーⅢ・Ⅳを目指す受講生たちは自己の看護を自部署内で「語り」ます。この機会は、病棟内でそれぞれの「看護観」を知り、共有する機会につながっています。

　このように**現場につなげる研修**を企画することで、研修で学んだ知識やスキルが実際のOJTで実践されます。OJTで実践することで受講生の「行動」が変わり、「成果」を残すことができます。その効果が持続することで**「研修転移」が実現**します。

　OJTとOff-JTが連動するために、継続性を持たせ、研修と現場の距離を近くするための工夫が、成果につながる重要なポイントです。

受講生の声　自分自身を見つめ直すきっかけになった

研修後のアンケートでは、次のような感想がありました。

> 「自分の感情を整理することができた」
> 「自身の看護を他部署のスタッフと共有する機会につながった」

　ナラティブを書くことで、自分の感情を整理することにつながります。日々忙しい看護業務のなか、自分がどんなことを感じているのか、考える時間が取れないのが現状です。**ナラティブを語り、共有することで、自分の感情を見直すきっかけ**につながります。

　また、相手が語るナラティブに耳を傾けることで、相手の状況や立場を理解することができ、コミュニケーション不足による問題を回避できます。

> 「自分のコミュニケーション方法の見直しができた」

　自分のコミュニケーションを客観的に把握する機会になります。他者の語りを聞くことで、**自身の患者・家族との関係を見直すきっかけ**にもつながります。

# 4 診療報酬の理解とコスト漏れの防止「診療報酬研修」

近江草津徳洲会病院　荒木有紀

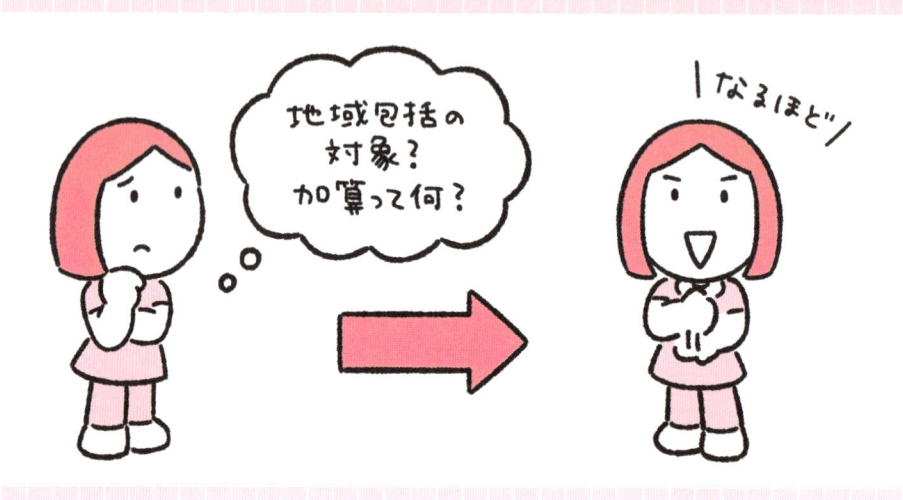

| 対象 | ラダーⅣレベルの看護師<br>病棟でリーダーをしている看護師、次世代管理者のレベル |
|---|---|
| 目的 | 院内で取得できる診療報酬内容を理解し、加算取得漏れが少なくなるよう取り組みができる |
| 目標 | ①診療報酬の基本を知ることができる<br>②それぞれの部署で取得できる加算の内容を知ることができる<br>③自部署で診療報酬に関する取り組みを行い成果発表することができる |
| 病院規模 | 病床数：199床／職員数：約280人（看護師約140人）／看護配置：10対1（2024年3月現在） |

**この研修のポイント！**

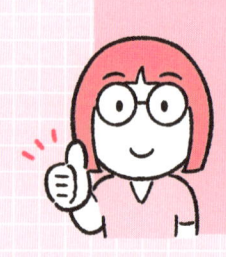

　この研修の魅力は、医事課の係長を講師に迎え、現場の看護師に診療報酬研修を実施している点です。診療報酬の話になると管理職や専門看護師・認定看護師向けになりがちですが、現場スタッフが診療報酬を正しく理解し経済的観念をもつことで、適正な対価を得ようとする意識が芽生えていきます。これにより、病院全体の収益向上につなぐことができます。実際に各部署で多くの成果が得られていることがわかります。ぜひ、ご一読ください。

## 診療報酬を理解し、ケアの質を向上

　近江草津徳洲会病院（以下、当院）は、滋賀県草津市にある199床の中規模病院です。当院は、外来、手術室、透析、一般急性期病棟、地域包括ケア病棟、医療療養型病棟を備えたケアミックス病院です。看護配置は10対1で、施設基準に定められる平均在院日数は21日です。そのため、**一般急性期病棟と地域包括ケア病棟が連携して、入院の受け入れや退院調整を行っています**。

　当院では、常勤・非常勤を合わせて約140人の看護師が勤務しています。また、院内には託児所が設置されており、子育て世代の看護師が多く働いています。

　教育体制としては、クリニカルラダーを取り入れ、ラダー別の研修を行っています。さらに、e-learningを活用しながら、集合研修では当院で必要な知識や技術を中心に、急変対応や退院調整、看護観、教育についての研修を行っています。

　本書で紹介する「診療報酬研修」は、2021（令和3）年度から開始しました。筆者が管理職になった際、はじめて**「診療報酬とは何か」「自分たちの看護の対価とは何か」**を考えるようになりました。管理職になる前は、「診療報酬＝難しいこと」というイメージのもと、「自分たちは患者への看護を大切にしたいのでお金のために看護をしているのではない」という思いがありました。そのため、今振り返れば、診療報酬をネガティブにとらえがちになっていたと感じました。

　しかし、患者により良いケアや環境を提供するためには、**自分たちの行っている実践をしっかり評価し、その対価を受け取ることが重要**であり、これが患者へのより良い看護につながると感じました。

## 「なぜそうしなければならないのか」根拠がわかる

　夜勤をしているリーダー看護師からは、夜間の入院の「地域包括ケア病棟の対象の患者さんがわからない」、夜勤の看護配置の関係で、「他の病棟が空いているのに、なぜ自分たちの病棟が入院の受け入れをしないといけないのか」といった不安や不満の声がありました。当院は夜間の看護管理者がいないため、外来と病棟が調整しながら入院の受け入れを行っています。

　日々の業務を行うスタッフが、**なぜそうしなければならないのかを根拠をもって対応できるようにしたい**と考えました。各病棟の役割を診療報酬の視点から理解し、対応できるようになる必要があります。基本的な考えを学ぶことで、スタッフのストレスも軽減できると考えました。

　日々のコスト漏れのチェックは医事課職員が担当しています。医事課職員からは、DPC

キャリア開発

（診断群分類別包括評価）制度のため、材料費などが包括される部分が多いが、それが看護必要度の点数につながるものもある。処置のコストが正しく計上されていない場合、カルテをさかのぼって確認する必要があるため、必要な処置やコストは確実に実施してほしいとの要望がありました。

　看護師は看護実践に関する研修は多いものの、管理職ではないスタッフが自分たちの看護や日々の取り組みが診療報酬でどのように評価されているのかを総合的に学ぶ機会が少ないと感じています。そこで、日々行っている看護がどのように診療報酬に結びついているのかを学び、病棟で問題となっているコスト漏れなどを減少させる機会になればいいと、今回の研修を企画しました。

　今回の研修では、医事課係長に講師をお願いしました。係長は病院の様々な診療報酬について豊富な知識をもち、ふだんから看護部とも連携しているため、適任だと考えました。ふだんあまり関わることの少ない医事課職員に講義をしてもらうことで、**多職種との連携も強化**できるように企画しました。

### 対象 幅広い視野をもつ次世代のリーダー

　研修の対象者は、ラダーIVレベルの看護師です。これらの看護師は、病棟でリーダーを務め、次世代の管理者となることが期待されるレベルの看護師です。日々病棟でリーダー業務やチームリーダーなどの役割を担い、研修で学んだことを病棟全体のスタッフにフィードバックできる能力をもつ看護師を選定しました。外来、手術室、一般急性期病棟、地域包括ケア病棟、医療療養型病棟の各部署から1～2人が参加しています。

### タイムスケジュール 講義から発表まで5か月の取り組み

　第1回目は2021（令和3）年度に実施しました。2021年度はコロナ禍で研修が中止となることもあり、2021年度に取り組み2022（令和4）年度に診療報酬の成果発表となりました。

　研修のタイムスケジュールは図1のようになります。

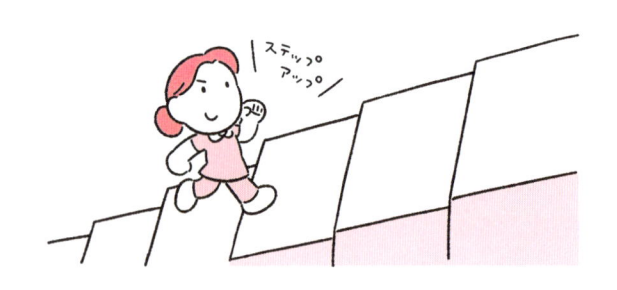

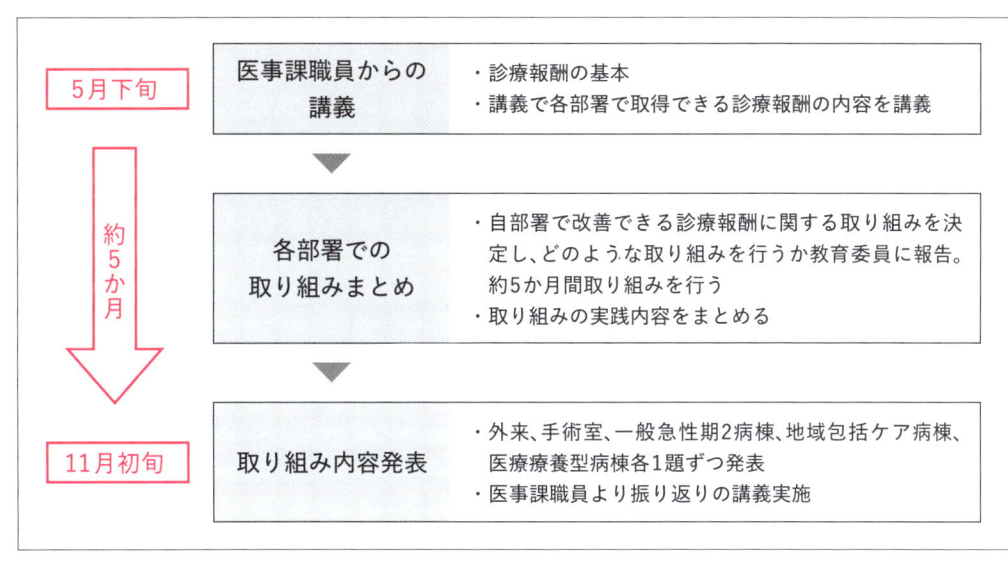

| | | |
|---|---|---|
| **5月下旬** | **医事課職員からの講義** | ・診療報酬の基本<br>・講義で各部署で取得できる診療報酬の内容を講義 |
| **約5か月** | **各部署での取り組みまとめ** | ・自部署で改善できる診療報酬に関する取り組みを決定し、どのような取り組みを行うか教育委員に報告。約5か月間取り組みを行う<br>・取り組みの実践内容をまとめる |
| **11月初旬** | **取り組み内容発表** | ・外来、手術室、一般急性期2病棟、地域包括ケア病棟、医療療養型病棟各1題ずつ発表<br>・医事課職員より振り返りの講義実施 |

図1　研修のスケジュール

## 研修の内容 知識→実践→発表

### 医事課係長による診療報酬の基本講義

　第1回目は、医事課係長による講義。以下、表1の内容を、パワーポイントを用いて講義をしてもらいました。研修後、質問の時間を設けました。

| 研修内容 | |
|---|---|
| 診療報酬の基本的な考え方 | |
| 入院基本料 | |
| 重症度　医療看護必要度 | |
| 人員配置による入院料加算 | |
| 病棟で取得できる加算 | せん妄ハイリスク患者ケア加算<br>入退院支援加算<br>認知症ケア加算2<br>肺血栓塞栓症予防管理料<br>二次性骨折予防継続管理料<br>重度褥瘡処置・下肢創傷処置<br>療養病棟入院料（医療区分） |
| 外来 | 院内トリアージ実施料<br>救急搬送看護体制加算<br>外来腫瘍化学療法診療料 |
| 手術室 | 手術および麻酔に関する診療報酬について |

表1　研修の具体的な内容

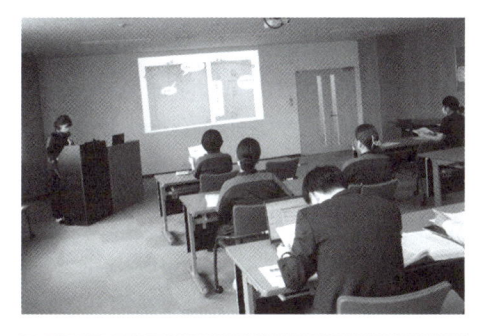

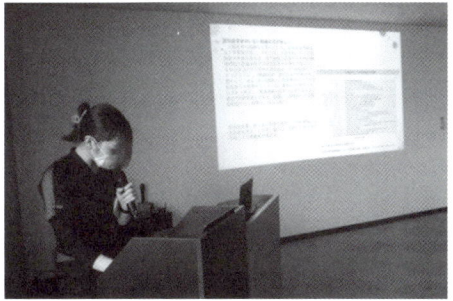

写真1、2　研修の様子

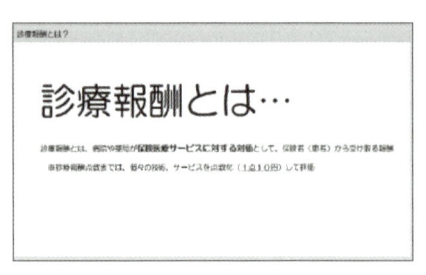
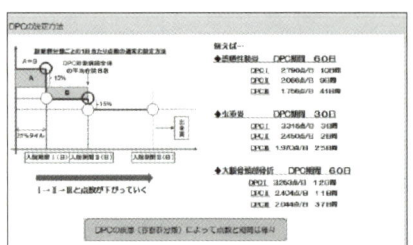
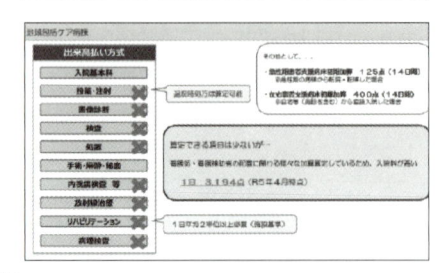

資料1 研修で使用されたパワーポイント（一部抜粋）

### 各部署の取り組みと成果発表

　第2回は、それぞれの部署から取り組みと成果の発表、医事課係長より各部署に関わる補足の講義がありました。取り組み内容と成果の一部を右ページ表2でご紹介します。

## 研修のポイント　基本から実践まで、現場で生かすスキルを習得

### ポイント1　わかりやすく、基本から

「診療報酬」という苦手なテーマにスタッフが尻込みしないよう、医事課の職員が診療報酬の基本（たとえば、1点が10円など）からわかりやすく教えてくれました。

　さらに、これまでの病棟や外来の実績値をグラフで提示することで、日々の業務で取得している加算の件数がどれくらいかも理解しやすく講義をしてくれました。

### ポイント2　現場に即した実践的な内容

　日々の業務のなかでも無理なく課題に取り組めるよう、一定の期間を設けました。

　講義で内容を聞くだけでなく、各自の病棟の特殊性を生かした取り組み内容を選定することで、加算についてより深く理解できたのではないかと思います。病棟を牽引するリーダー看護師が取り組むことで、現場に即した実践が可能となりました。

　また、各部署で自分たちにも関わる加算に関する勉強会を行い、後輩スタッフも診療報酬の内容を理解することができたと思います。さらに、ふだんあまり交流のない医事課職

| 部署 | 取り組み内容 | 取り組みの成果 |
|---|---|---|
| 外来 | 外来腫瘍化学療法診療料の算定 | 外来腫瘍化学療法診療料の化学療法実施日以外の算定が今までは加算が取れること自体知らなかった。外来の副作用が出た場合の加算を医事課と連携して取り始めた |
| 手術室 | 処置や薬剤などの取り漏れについての取り組み | 手書きの伝票のため、チェックし忘れなどの問い合わせの減少。コストが取りやすいよう手術伝票の見直しを行った |
| 一般急性期　外科系 | 術後の酸素投与、心電図モニターなどのコスト取り漏れへの取り組み | 酸素、心電図モニターのコスト漏れ減少　33件減　8%減少した |
| 一般急性期　内科系 | 看護処置の取り漏れ減少 | 喀痰吸引、摘便等のコスト漏れ6月に勉強会を実施し、実施後コスト漏れが大幅に改善。今までの約10倍コストが取れるようになった |
| 医療療養型病棟 | 認知症ケア加算 | 身体拘束患者減少。3%ほどで成果が少なかったが、転棟による患者層の変化で寝たきりではなくADLの軽い患者が増えたため、数値的な成果は現われなかった |
| 地域包括ケア病棟 | 認知症ケア加算の身体拘束患者減少への取り組み | 身体拘束患者減少　21%ほどの減少につながった |

表2　取り組み内容と成果発表例（一部抜粋）

キャリア開発

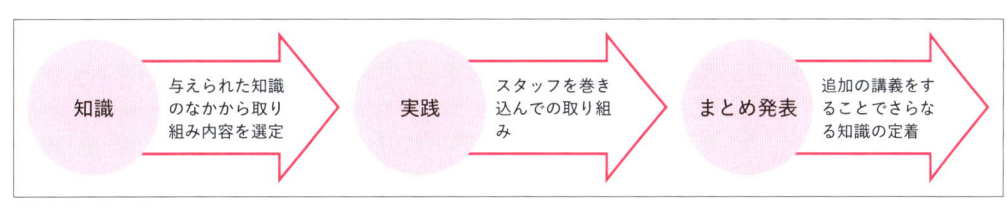

図2　知識の定着を促すステップ

員によるレクチャーも行われ、**多職種間のコミュニケーションと連携が一層深まった**のではないかと思います。

### 研修の成果　全スタッフが共に成長する病院へ

#### 後輩スタッフへの知識伝達が進み、全体の意識が向上

　講義の場面以外でも、スタッフは自主的に医事課職員に加算について質問しに行ったりと、**取り組みに自主性が生まれた**ように感じます。また、研修受講者が自主的に他のス

タッフに講義を行い、後輩スタッフも診療報酬について理解を深め、加算取得漏れの減少につながりました。研修後のアンケートでも、目標達成できたと答えたスタッフが約9割を占めていました。医事課職員からも、「これまでは看護管理者に診療報酬に関わる情報を発信することはあっても、病棟のリーダー看護師に直接話す機会は少なかった。しかし、講義を行い、各自取り組んでもらうことで、日々のコスト漏れが減り、効果が上がったのではないか」「システムは変わっていなくても**スタッフの意識が変わることで成果が出た**」という感想をもらいました。

　他にも、ひとつの部署の取り組みをお手本にして、全部署に広げることで共通して取れる加算を増やしていきたいという意見もありました。この研修をさらに展開していきたいと考えています。

　看護技術習得やラダー別の看護の研修も重要ですが、**診療報酬をより身近に感じてもらえた**と考えています。今後もこの研修を継続し、ブラッシュアップしていければよいと感じた研修でした。どの研修にも当てはまりますが、研修を行うことで、**最終的に患者に還元できることが大切**です。「診療報酬＝患者への看護」とイメージしにくい項目ですが、加算やコストを正確に取得することで病院の収入が増え、その結果、患者の療養環境や、より侵襲が少ない医療機器の購入につながります。患者を主体にすることを忘れずに研修を今後も続けていきたいと思います。

---

**まとめ！**

診療報酬の研修は2年目となりました。研修しただけで終わらせず、日々継続して取り組めるように、振り返りの研修も企画する予定です。今回の研修の成果としては以下の点が挙げられます。
・ラダーⅣ看護師の診療報酬に関する理解が深まり、自部署の課題に取り組むことができた
・医事課職員と連携しながら研修を進めることができた
・病院のコスト漏れが減少し、認知症ケア加算では次年度の診療報酬の要件である身体拘束の減少につながるなど、直接患者さんへのケアにつながる取り組みができた

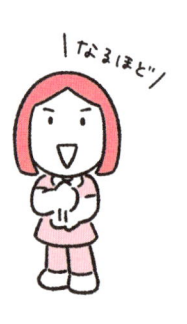

# 看護管理者研修

## ——心理的安全性を育てて、強いチームをつくる

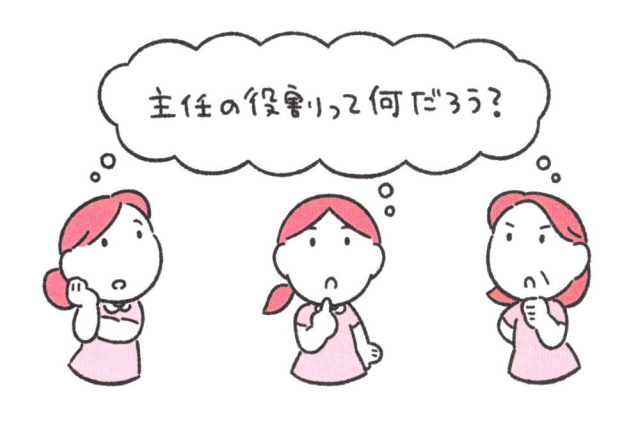

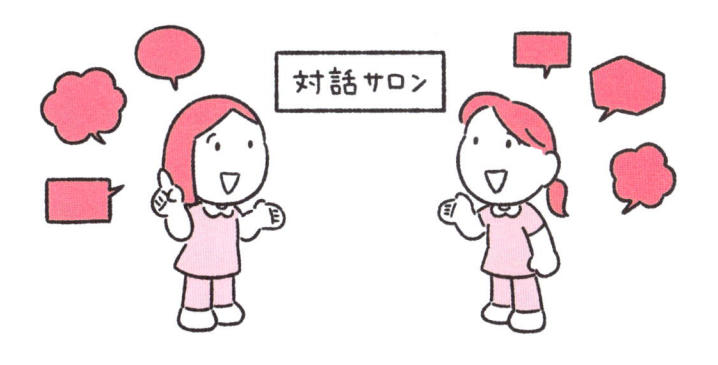

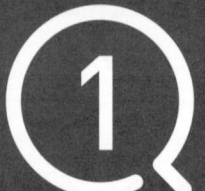

# 思い切って全員参加！
## 間口を広げたことで功を奏した「主任研修」

医療法人光智会　のぼり病院　野邊祐代・後潟綾・昇映月子

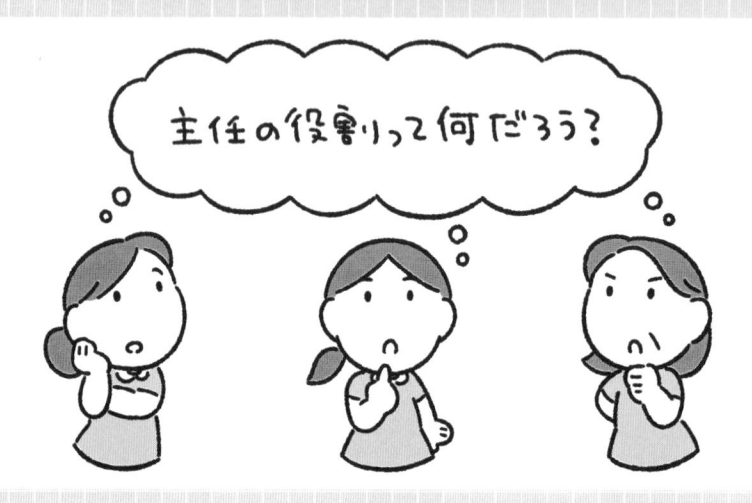

| 対象 | 看護部主任（ただし、研修の受講に関しては当院のスタッフであれば誰でも受講可とし、学びたい方の参加は自由とした） |
| --- | --- |
| 目的 | 患者様に寄り添い、それぞれの部署がチームの一員として協力し合える組織づくりに必要なノウハウを習得する |
| 目標 | ①当院における主任の役割について説明ができる<br>②働きやすい職場環境を整えるために必要なスキルについて体験を通して模倣できる<br>③円滑な病棟業務を行うために自身に求められる課題を見いだすことができる |
| 病院規模 | 病床数：34 床／職員数：84 人（看護師 21 人、助産師 22 人）、／看護配置：10 対 1（一般病棟）（2024 年 12 月現在） |

**この研修のポイント！**

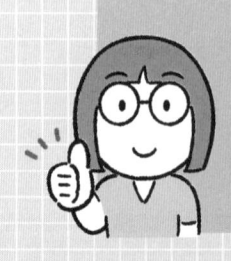

　この研修は、主任向けの研修を院内全体に開放した点が最大の魅力です。院内の職員間で教育に対するスキルとマインドを共有できたことで、共通言語が増えていき、スタッフ間のコミュニケーションが活発化。これにより、主体的な学習と実践、職種を超えた連携の促進につながっていることがわかります。真のチーム医療につなぐためには、こうした研修を一緒に受ける機会をいかに設けるかが求められているのかもしれません。

### 新人看護職の独り立ちに時間がかかる……

　医療法人光智会のぼり病院（以下、当院）看護部では、「教育委員」という役割を設け、看護師、助産師のレベルアップ研修を行うとともに、毎年入職してくる新人看護職の1年間の教育計画を策定・実施してきました。

　また、教育体制についても毎年ブラッシュアップを図り、従来のプリセプター制度に加え、先輩後輩を含めたチームで支援する「複数人体制の指導」の導入や、シニアプリセプターを配置して「プリセプターのための相談窓口」を設置するなど、工夫を重ねながら人材育成に力を注いできました。

　しかし、ここ数年、**新人看護師職の独り立ちに時間がかかる**ことが課題となっています。具体的には、理解が追いつかないために起こる確認不足やヒヤリハットが散見され、それが原因で日勤での独り立ちが遅れて業務を任せきれず、その結果、夜勤の一員としても加わることができないという負のスパイラルに陥っています。

　さらに、2〜3年目のスタッフについては、何とか業務はこなせるものの、夜勤の助産師として独り立ちの太鼓判を押すまでには時間を要することが課題となっています。

　現場の状況を確認すると、プリセプターの担当期間が明確でないため、独り立ちが遅れたまま2〜3年目を迎えた後輩の育成を誰が担ったらよいかわからず、教育委員が困っている状態が見受けられました。また、**現場を動かし、多くの情報をもつ重要な存在である主任らが、その役割を十分に発揮できていない**可能性も危惧されました。

### 「主任の役割」についてアンケートを実施

　当院には主任が5人います（病棟4人、外来1人）。まずは現状を把握するために、主任の補佐役である副主任も含め、主任以上の役職者を対象に「主任の役割」に関するアンケートを実施し、課題の分析を行いました。

　その結果、**師長と副師長の間で「主任の具体的な役割」について共通理解が不足している**ことが明らかになりました。また、主任自身はそれぞれの考えで動いている状況も浮き彫りとなりました。さらに、主任自身が日勤リーダーの役割と主任としての役割の違いが明確には理解できていない現状が見受けられました。そのため、スタッフ一人ひとりの状況を十分に把握できずスタッフを効果的に引っ張っていくことができていないこと、加えて指導が的確に実施できていないこと、主任間でインシデントやトラブルの共有が不十分であるため、十分な対策が立てられていないことなども課題として浮上し、**主任らがこれらの状況に苦悩している様子が明らか**になりました。

　これらの結果を病院のトップと共有しました。そして、院外で開催された副看護師長を

リーダー・マネジメント

対象とした研修に、看護師長と人材育成のトップの2名が参加し、院内でどのような知識を共有すればよいかを検討していきました。

次に、人材育成に関わるスタッフへの動機づけとチームのビジョンの共有を目的として、伝達講習を通して研修で学んだことを共有しました。実は、当初は主任5名と教育委員の一人ひとりに対し、個別で伝達講習を実施し、学びの拡充を図ろうとしました。しかし、自分たちの思いが先行し、うまく伝わらないもどかしさを感じるようになりました。そこで、院外の講師に入っていただき**単発の研修形式からシリーズ開催に切り替え、各自が自分たちの役割を理解し、納得したうえで実践できるように進める方法へと変更**しました。それが本書で紹介する「主任研修」です。

### タイムスケジュール 全部で7回のシリーズ研修

研修の全体の流れは、次ページの表1のとおりです。研修は勤務終了後に開催するため、研修時間は60分から90分で完結するよう構成しました。また、**「学びたい」という気持ちに応えるため、気軽に参加できる環境づくりに気を配りました。**たとえば、自宅からでもオンラインにて参加できるようにし、さらにZoomのURLも固定化することで、オンライン研修に不慣れなスタッフでも迷わず参加できるよう配慮しました。

### 研修の内容 "できる"という感覚を実感できるように設計

研修内容の構成の大枠は、筆者が院外研修で受講した際の項目を参考にして作成しました。その上で、具体的な部分については、毎回講師と連絡を取り合い、臨床現場で起きていることなどを共有しながら調整を図りました。

成人教育においては、参加者のニーズを的確にとらえることが最も重要です。**研修内容に「臨床の現場で起きていること」をタイムリーに反映させることで、参加者が「明日から実践で生かせる研修」となるよう工夫**しました。

研修の進め方は、**インプットとアウトプットを繰り返す構成**としています。講義を聞いただけでは「できるつもり」で終わってしまいます。また、納得感が得られなければ、実践に反映することも難しくなります。そこで、講義を通じてインプットした内容を、ロールプレイを通してアウトプットできるようにしました。これにより、研修のなかで"できる"という感覚を体感できるように工夫しています。

さらに、ロールプレイでは、新人役や患者役など、他者になりきる体験を通じて、その役割の体験世界を味わい、参加者が自身に求められている「適切な関わり方」に気づけるよう工夫を施しています。

| 開催数<br>所要時間 | テーマ | 具体的な内容 | 開催方法 |
|---|---|---|---|
| 1回目<br>(90分) | 7つの心構えと教え方のコツ | ・指導者に求められる7つの心構え<br>・指導の3要素：きく・みる・つたえる<br>・効率よく育てるコツ：思考発話法 | オンライン |
| 2回目<br>(90分) | コミュニケーションスキル＆クレーム対応 | ・主任の役割<br>・クレーム対応 | オンライン |
| 3回目<br>(90分) | 新人・2年目・中堅<br>〜誰もが必ず通る道〜 | ・4つの世代の特徴<br>・新人、2年目看護師が置かれている状況について<br>　（リアリティショック、研究からの紹介）<br>・中堅に期待されていること<br>・私の強みの自己分析 | オンライン |
| 4回目<br>(90分) | 感情をコントロールして効果的な指導につなぐ<br>〜アンガーマネジメントと思考発話法と振り返りのコツ〜 | ・アンガーマネジメント<br>・思考発話法<br>・振り返りのコツ<br>・社会人経験がある新人への関わり方 | オンライン |
| 5回目<br>(60分) | コーチング | ・コーチングとは<br>・三大コアスキル<br>・コーチング体験 | 対面 |
| 6回目<br>(90分) | ファシリテーション | ・ファシリテーターとは<br>・ファシリテーション：3つの基本スキル | オンライン |
| 7回目<br>(90分) | コミュニケーションとリーダーシップ | ・アサーショントレーニング<br>・現代が求めるリーダーシップ<br>・フォロワーシップで組織を盛り上げる | オンライン |

表1　シリーズ研修のスケジュールと内容

## 研修のポイント　気軽に参加できる工夫で間口を広げる

### ポイント1　参加したいと思わせるポスターづくり

研修の告知は、研修開催の1か月前からポスターを掲示する形で行いました。

研修内容をイメージしやすいよう、ポスター内にはポイントを明示し、**参加したいと思ってもらえるように、ポップなデザインを採用**しました。

また、掲示場所はスタッフが頻繁に利用するエレベーター内に設定し、A3サイズで掲示することで、必ずスタッフの目に入るように工夫をしました（次ページ資料1）。

さらに、ポスターには講師の顔写真を必ず掲載し、講師に親しみを感じられるよう配慮しました。「あの先生の研修なら行ってみたい！」という動機づけにつなげることも意識しています。

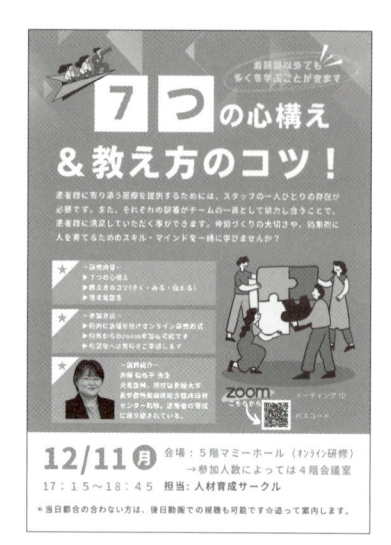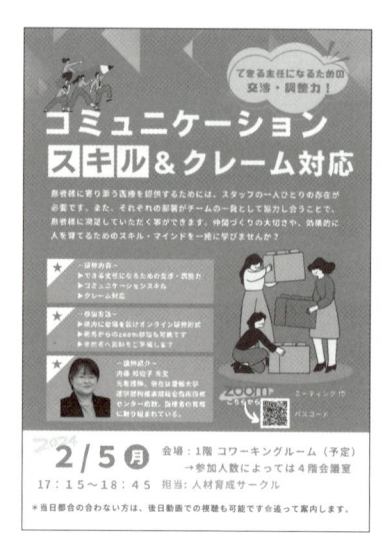

資料1　実際の研修告知ポスター

### ポイント2　参加したい人は誰でもWelcome！

　今回の研修は、当初主任のみを対象にして準備を進めていましたが、主任に限らず他の
メディカルスタッフや事務職員も参加できる機会を設けました。さらに、部門も超え、当
院の職員であれば誰でも参加できるよう間口を広げたことで、研修は他部署のスタッフと
交流できる場となりました。

　この取り組みにより、職種を超えたつながりが生まれました。また、**研修を通してスタッ
フ間で共通言語が増えた結果、日々の業務における連携が図りやすくなったという副次的
な効果も得ることができました。**

　さらに、オンライン研修ではアクセス用のURLを固定化することで、自宅からでも気
軽に参加できる学びやすい環境を整えました。この取り組みにより、休みの日でも自主的
に研修に参加するスタッフの主体性が見られるようになりました。スタッフの自己教育力
の育成にもつながったのではないかと考えています。

### ポイント3　研修後のアンケートで継続的なフォローアップ

　研修直後には、「研修で印象に残った内容」と「自分の仕事にどう活かそうと考えたか」
を記入するアンケート用紙を配布しました（表2）。

　このアンケートはA4サイズの用紙を使用し、左半分に研修直後の感想を記入してもら
います。さらに、研修の1か月後に、同じ用紙の右半分にその後の進捗を自己評価して記
入してもらう形式を採用しました。これにより、受講者本人の意識づけを図り、継続的な
フォローアップを実施して研修を実践につなぐ工夫をしました。

　多くの受講者は、研修直後には"できそうな感覚"が得られるものの、それを実践につ

表2　研修後のアンケート用紙の例

なぐのは至難の業です。しかし、**この一体型のアンケート用紙にしたことで、受講者は1か月間意識をして取り組むことが可能となるため、効果的な研修後のフォローアップにつなぐことができた**と捉えています。

　また、企画者側は、アンケートの3つの選択肢（「はい」「いいえ」「わからない」）と自由記載欄（下部）を確認することで、研修のブラッシュアップを図りやすくなりました。受講者にも企画者にとっても WIN-WIN なアンケート用紙になったと感じています。

### 研修の成果　スキルだけでなく、マインドも共有できた！

　ここでは、第1回目に開催された「7つの心構えと教え方のコツ」の研修アンケートの結果をもとに、その成果を共有します。

「研修の内容」についての問いには、"大変理解できた"が52％、"理解できた"が45％、"無記入"が3％となりました（次ページ図1）。

　自由記載欄には、以下のように、自身のこれまでを振り返り、これから求められている後輩への関わり方を具体的にイメージするメッセージが多く寄せられました。

> ・これまでは、「後輩に考えてもらいたい、考えることが大事」と思い、答えが出るのを待っていたけど、その行動自体が後輩に不安を与えることもあることがわかった。不安は成長の妨げとなるため、プレッシャーを与えず「一緒に考えてみ

よう！ 一緒にやってみよう！」の気持ちと、思考発話法を用いながら関わりたいと思った。

・自分たちが新人の時は先輩を見て学ぶことが多く、「わからなければ自分たちで調べて」という教え方でした。今後は、一緒に考え言語化して伝えられるように思考発話法を意識して特に新人さんには自ら話しかけてみようと思う。

　また、研修1か月後のアンケートで、「研修受講後1か月の間で自身の仕事に活かせたことはあるか」との問いに、75％のスタッフが"はい"と回答しました（図2）。

　自由記載欄を確認すると、"はい"と回答した人は、以下のように、実践のなかで手ごたえを感じている様子がわかりました。

・思考発話法を意識することで、自分の考えの整理にもなった。後輩が理解する様子を見て、伝えて良かったと思うことが増えた。
・相手の話を途中でさえぎらず、まずは聴くということができた。
・後輩の意見が出ないときもすぐに答えを出すのではなく、ぐっとこらえて待つようにした。1つひとつ導くようなアドバイスの方法に変えた。今後も活用していきたい。

　"わからない"と回答した受講者は、以下のようなコメントが見られることから、どのくらいできているかを評価する仕組みを取り入れる研修後のフォローアップが必要なことがわかりました。

・自分が伝えたことに対して理解度の確認ができていない。実践できているか確認するのが難しい。
・思考発話法に取り組んだが、自分ができているのか評価がわからない。

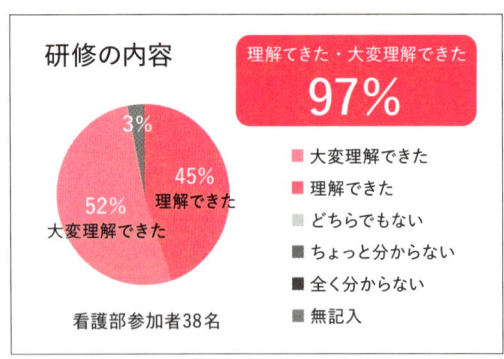

図1　第1回目の研修直後のアンケー結果より

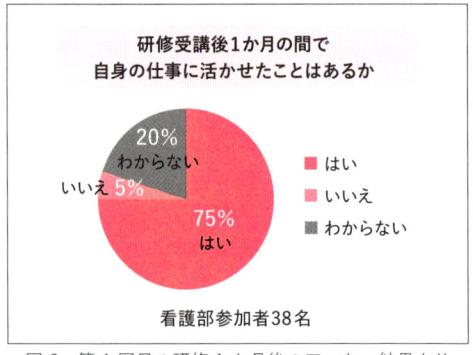

図2　第1回目の研修1か月後のアンケー結果より

"いいえ"と回答した受講者からは、「こうある"べき"と、固定観念にとらわれてしまう」という貴重な意見が聞かれており、長年培ってきた思考のクセを脱却するための次の一手を考えていく必要があることがわかりました。

そのほか、企画者側として感じている研修の効果としては、やはり**様々な立場のスタッフが同じ研修を受けたことで共通認識が生まれ、仕事がしやすくなった**ことを感じています。これは、単なるスキルを共有しただけでなく、仕事や教えることに対する姿勢やマインドを共有できた点が大きいととらえています。

また、研修直後だけではなく、1か月後にも自己評価を行うことで、研修での学びを継続的に意識して取り組む仕掛けづくりができました。さらに、レポートを確認するなかで、個人の考え方や仕事に対する理解や姿勢を見ることができ、そのことによって個々の良さや課題が把握できるようになり、より個別性をもった人材育成につなげられるようになったと感じています。

**まとめ！**

思い切った参加対象の切り替えが功を奏し、また実例を用いた研修を通してスタッフそれぞれが自身に求められている役割に気づき、主任をはじめスタッフ間でのコミュニケーションが活発になり、主体的に学習した内容を実践につなげることができるようになりました。
今後さらに学びを深めて継続的に研修の開催を行うことを通して、主任を中心として自ら考えられる専門職業人を育てていきたいと考えています。

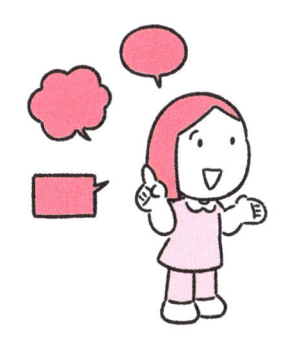
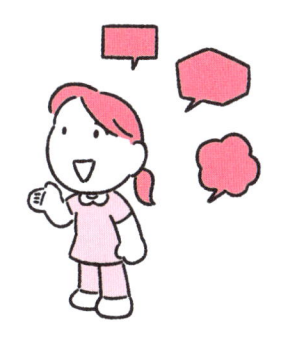

# アンガーマネジメントからハラスメント講習まで 「看護師長管理者研修」

京都大学医学部附属病院　松野友美

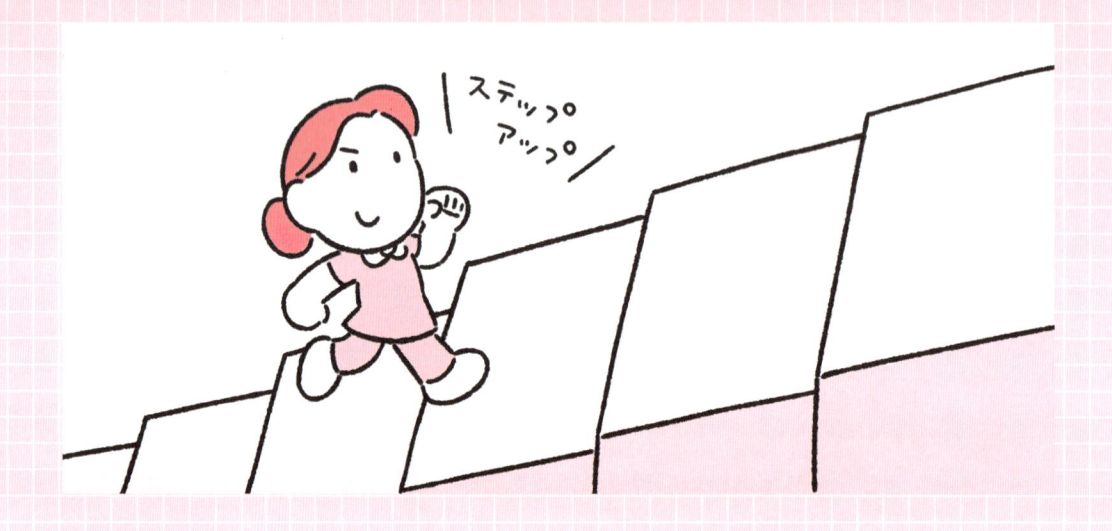

| 対象 | 看護師長（マネジメントラダーⅡに相当する看護師長）<br>マネジメントラダーⅠに相当する副看護師長の研修とは分けて実施 |
|---|---|
| 目的 | 管理者としての役割を遂行するために必要な知識・技術・態度を習得し、各種管理能力を向上させること |
| 目標 | 具体的な行動変容：学んだ知識を実践に生かし、行動が習慣化されること<br>※具体的な目的、目標は 142 ページ表 1 参照 |
| 病院規模 | 病床数：1131 床／職員数：3776 人（看護師1399 人）／看護配置：7 対1（2024年 4 月現在） |

### この研修のポイント！

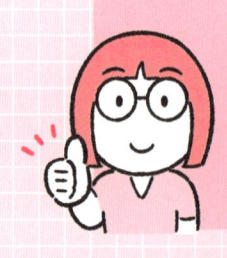

国立大学病院看護部長会議で示された「国立大学法人の看護部としてあるべき姿」の 6 本の柱と、日本看護協会が提唱する病院看護管理者マネジメントラダーの 6 つの能力を組み合わせ、看護師長向けに体系化された教育プログラムです。週一度のブロックミーティングからテーマを抽出することでより現場に即した内容になっている点も魅力的です。研修後半年以降もアンケートを実施することによって継続的なフォロー体制を整えているのもいいですね。

## 研修のきっかけ コロナ禍で進化「新管理者研修プログラム」

### コロナ禍による影響と変革

もともと、京都大学医学部附属病院（以下、当院）での「管理者研修」は、当院独自のクリニカルラダーレベルⅣに基づき、「看護管理総論」「人事・労務管理」「業務管理」「安全管理」「教育」「倫理」を軸としていました。看護師が管理者としての役割を果たすために必要な基本的な知識、技術、態度を身につけることを目的としています。

さらに、院内の**「KUMAHOPE」プログラム**では、クオリティマネジメントスキルや経営分析を学ぶことが可能であり、このプログラムは、当院の実践的医療経営プロフェッショナル教育事業である「課題解決型高度医療人材の養成」を目的としています。また、日本看護協会の認定看護管理者教育課程も活用しながら、管理者の育成に取り組んでいました。

しかし、2019（平成31／令和元）年度のCOVID-19感染拡大により、看護師の卒後教育、地域連携、メンタルヘルスなどにおいて急激な対応の変革が迫られました。その結果、部署の管理者の役割がこれまで以上に多岐にわたり、看護師長や副看護師長が疲弊していく姿が見られました。さらに、2019年12月から2022（令和4）年9月までの間、対面での外部研修受講を見合わせたこともあり、**院内の管理者教育の充実を図るために「管理者教育プログラム」を再構築**することにしました。これが今回ご紹介する「管理者研修」を始めた主なきっかけです。

### 新たな課題への対応

その際に参考にしたのが、2014（平成26）年6月に国立大学病院看護部長会議で示された『国立大学附属病院の今後あるべき姿を求めて〜その課題と展望〜』です。これは、2012（平成24）年3月に国立大学病院長会議でまとめられた『国立大学病院の将来像〜現状と展望〜「グランドデザイン2016」』をもとに作成されました。また、この文書は2022年6月に改訂版が発表されています。

国立大学病院看護部長会議における提言の6本の柱は、**「看護実践」「教育」「研究」「社会貢献・地域貢献」「国際化」「運営」**です。当院でも管理者が目指すべきものとして、これらの項目ごとに目的を示し、目標を設定しています。これに基づき、日本看護協会の「病院看護管理者のマネジメントラダー」の6つの能力に関連する院内外の研修、学術集会、e-learningを組み合わせた教育プログラムを構築しました。

本書では、管理者研修に加え、2023（令和5）年度より開始した看護師長対象の**「アンガーマネジメント研修」「ハラスメント研修」「大人の発達障害研修」「地域連携研修」「メンタルヘルス研修」**についてもご紹介します。

リーダー・マネジメント

**研修の目的・目標** リーダーシップを強化する 6 つの研修コース

　各管理者研修の目的は、管理者としての役割を遂行するための基本的知識、技術、態度を習得し、組織管理能力、質管理能力、人材育成能力、危機管理能力、政策立案能力、創造する能力を向上させることです。各研修の目的と目標は以下、表1のとおりです。

| ●新任看護師長研修（組織管理能力・質管理能力・人材育成能力・危機管理能力・政策立案能力・創造する能力） | |
|---|---|
| 目的 | 管理者としての役割を遂行するための基本的知識・技術・態度を習得する |
| 目標 | 病院組織の構造を理解し、組織における看護管理者としての認識を深める |
| ●アンガーマネジメント研修（組織管理能力・人材育成能力・危機管理能力） | |
| 目的 | 怒りの感情を分析・理解し、コントロールする方法を習得する |
| 目標 | 自身の怒りのパターンを知る |
| | 感情のコントロールの方法を知る |
| 研修後の目標 | アンガーマネジメントを活用した患者や職員への対応について評価を行う |
| ●ハラスメント研修（組織管理能力・危機管理能力） | |
| 目的 | ハラスメントについて理解する |
| 目標 | ハラスメントについて基本的知識を深める |
| | パワハラの判断、対処方法を習得する |
| 研修後の目標 | 管理者としてパワハラが起こりにくい環境づくりに取り組む |
| ●大人の発達障害研修（組織管理能力・人材育成能力・危機管理能力） | |
| 目的 | 大人の発達障害について理解する |
| 目標 | 発達障害について基本的知識を深める |
| | 発達の特性のあるスタッフへのアプローチ方法を習得する |
| 研修後の目標 | 個々の特性を踏まえたサポート体制がとれる |
| ●地域連携研修（組織管理能力・質管理能力・人材育成能力・政策立案能力・創造する能力） | |
| 目的 | 地域医療機関との連携における管理者の役割を理解する |
| 目標 | 地域連携に関する医療制度について理解することができる |
| | 地域における京大病院の役割と現状について理解することができる |
| | 地域医療機関との連携における管理者の役割について理解することができる |
| 研修後の目標 | 京大病院が地域の医療資源のひとつであると理解し、地域医療機関との連携を推進する |
| | 地域に共通の保健医療福祉サービスの課題を想定し、課題解決に向け調整することができる |
| | 医療・看護の動向や地域の状況などに関する情報を活用し、自部署および地域の看護ニーズの変化を予測して対応できる |

表1　各管理者研修の目的・目標　　　　　　　　　　　　　　　　　　　（→次ページへ続く）

表1の続き

| ●メンタルヘルス研修（組織管理能力・人材育成能力） | |
|---|---|
| 目的 | メンタルヘルスにおける管理者の役割を理解する |
| 目標 | メンタルヘルスの基礎知識について理解することができる |
| | メンタルヘルスにおける管理者の役割について理解することができる |
| | 管理者のメンタルヘルスセルフケアについて理解することができる |
| 研修後の目標 | スタッフのストレス要因を把握し、早期に対応できる |
| | 部署全体で職場環境の改善に取り組むことができる |
| | メンタルヘルスセルフケアを実践できる |

## タイムスケジュール ディスカッションで深める理解

研修時間は2時間を目安としています。詳細は、下記表2のとおりです。

| 時間 | 内容 | 時間 | 内容 |
|---|---|---|---|
| 14:00 〜 14:05 | アイスブレイク | 15:15 〜 15:35 | 講義 |
| 14:05 〜 14:10 | パワハラセルフチェック | 15:35 〜 15:45 | グループワーク |
| 14:10 〜 14:45 | 講義 | 15:45 〜 15:50 | パワハラセルフチェック説明 |
| 14:45 〜 15:10 | グループワークと発表 | 15:50 〜 16:00 | まとめ・質疑応答 |

表2 「ハラスメント研修」タイムスケジュール例

## 研修の内容 現場の意見を反映

研修の目的・目標を運営側より講師に伝え、事前アンケートや現場の意見を参考にしながら講師が内容を検討しています。研修の内容は次ページの表3のとおりです。

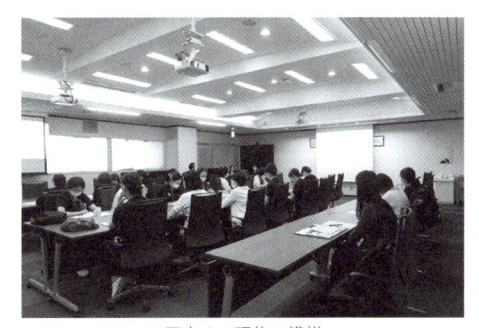

写真1　研修の模様

| 研修名 | 研修内容 |
|---|---|
| 新任看護師長研修 | 医療情勢・病院の現状と今後 |
| | 看護管理の実際 |
| | 看護職員の指導監督 |
| | 患者管理・業務管理・物品管理・教育指導 |
| | 時間外管理業務 |
| アンガーマネジメント研修 | 怒りとは |
| | アンガーマネジメント |
| | 上手に伝える技 |
| ハラスメント研修 | パワハラセルフチェック |
| | パワハラとは |
| | パワハラが起こりにくい職場とは |
| | コミュニケーションスキル |
| | ハラスメントの対応 |
| 大人の発達障害 | 発達障害とは |
| | ASD・ADHDの症状と診断・評価、認知様式 |
| | 大人の発達症への対応 |
| | 事例紹介 |
| 地域連携研修 | 看護師育成の場面で困ることと、その対応 |
| | 地域連携に関する医療・介護制度 |
| | 地域医療機関との連携における京大病院の現状と課題 |
| | 地域ネットワーク医療部から見た部署との連携体制 |
| メンタルヘルス研修 | 地域医療機関との連携における管理者の役割 |
| | 基礎知識の理解 |
| | ストレスに対応できる組織作り |
| | メンタルヘルスセルフケア |
| | コーピングリストの作成と共有 |
| | 慈悲瞑想の体験 |

表3　研修の具体的な内容

## ポイント1 研修テーマの選び方

### ①ブロックミーティングの役割

管理者研修をすべて院内で企画・実施することは、講師やファシリテーターの調整、会場の確保など、教育担当のマンパワーだけでは対応しきれない面があります。そのため、外部の管理者研修を活用しつつ、院内で行うべき研修テーマを選定しています。

当院では、看護師長が週に一度、ブロックごとに集合し、部署の現状や管理課題などについて報告、ディスカッションする「ブロックミーティング」を実施しています。これには看護部長や副看護部長も同席し、助言を行います。研修テーマは、このブロックミーティングで**報告される頻度が高く、看護師長が対応に苦慮している管理問題を抽出**して検討しています。

### ②看護部の目標との関連づけ

そのほかに、**看護部の目標に沿った研修テーマであること**も重要です。2023年度の看護部目標のひとつは「安心・安全な医療を提供するための看護体制整備」です。この目標には以下の項目が含まれます。

---

①外来・入院・他部署および地域と連携を図り、切れ目ない看護を提供する
②皆で協力し、患者がスムーズに入退院できる病床運用を行う
③部署の心理的安全性を高める環境をつくる

---

各研修はこれらの目標と以下のように関連しています。

---

アンガーマネジメント研修：①②③
ハラスメント研修：①②③
大人の発達障害研修：①②③
地域連携研修：①②③
メンタルヘルス研修：③

---

研修テーマは、**看護部長、副看護部長、統括看護師長からなる看護部執行部会議で最終的に決定**されています。

**ポイント2** マネジメントラダーと紐づける

研修ごとにマネジメントラダーの「組織管理能力」「質管理能力」「人材育成能力」「危機管理能力」「政策立案能力」「創造する能力」との関連を明確にし（142ページ表1）、**管理者の能力開発における意識づけとなる**ようにしています。この6つの能力は、看護師長が目指す「看護実践」「教育」「研究」「社会貢献・地域貢献」「国際化」「運営」において継続的に発揮されるべきものです。各自が取り組む課題によって、どの能力がさらに必要であるかを判断し、適切な研修を選択し、受講計画を立てられるようにしています。

**ポイント3** 多面的な学びを得られるように構成

ハラスメント研修を例にとると、関連する研修は定期的に開催されており、看護師長は基本的な知識をすでに習得しています。受講者の主な目的は、**部署における具体的な課題解決**であり、学習の動機づけにもなっています。特に関心が高かったパワハラを中心に、「すぐに活用できる」「実践に役立つ」内容に構成しています。

研修の流れとして、まずはパワハラのセルフチェックを行い、回答に対する考察はパワハラの全体像への理解を深めた研修の終盤に行います。ブロックミーティングでは「パワハラの線引きが難しい」との意見があり、パワハラに関するデータや事例を用いながら、看護師長自身が加害者にならないための知識や判断の仕方、コミュニケーションスキルを学びます。

グループワークでは、「パワハラが起こりにくい職場環境について」をテーマに、看護部目標である「部署の心理的安全性を高める環境をつくる」ことにつながる内容を全体で共有します。アンガーマネジメント研修、大人の発達障害研修、地域連携研修、メンタルヘルス研修も同じ目標に紐づいており、多面的に学びを深められるよう企画しています。

**ポイント4** 研修後の目標を設定する

知識の習得だけで終わるのではなく、実際に**「行動できる」**こと、つまり、学びを実践に生かすことが大切です。そのため、**研修後の行動領域における「目標」を設定**し、行動が習慣化されることを期待しています。

**ポイント5** アンケートを活用する

看護管理における現在の問題や解決したい課題について、事前にアンケートを実施し、研修のニーズを把握しています。このアンケートの結果は、グループワークのテーマ選びにも反映されています。研修当日には、参加者の満足度をアンケートで確認し、6か月後には学んだ内容がどのように活用されているかを再度アンケートで確認します。その後も、

実践による結果や行動の変化について継続してアンケートを実施し、研修の評価を行います。

## 研修の成果 受講者の行動変容と意識改革

　アンガーマネジメント研修とハラスメント研修は受講後6か月が経過し、学びの活用についてアンケートを行いました。アンガーマネジメント研修では、以下のような変化が見られました。

> 「怒りや負の感情を抱いたとき、ひと呼吸おいてから行動するようになった」
> 「スタッフとのコミュニケーションを以前よりも意識している」
> 「いったん相手の怒りの原因を探り、それから話を聞くようにすると無駄にイライラすることがなくなった」

　これらのフィードバックから、アンガーマネジメントの手法を活用している様子がうかがえます。

　ハラスメント研修では、伝達講習や気になるワードについて倫理カンファレンスを開催している部署がありました。全体としては、看護スタッフ間だけでなく、他職種との間でパワハラが起こっていないか、意識して見ている傾向が見られました。

　また、「スタッフとのコミュニケーションの取り方についてリフレクションを行う」「パワハラについて考える機会を意識してもつ」など、意識改革に取り組んでいる受講者が多く、行動変容につながっていることがわかります。

　大人の発達障害研修、地域連携研修、メンタルヘルス研修も同様にアンケートを行い、目標管理と併せて評価していきます。

### 参考・引用文献

国立大学病院看護部長会議ホームページ，http：//kangob.umin.ne.jp/index.html（最終アクセス日：2024/10/16）
一般社団法人国立大学病院長会議ホームページ，http：//nuhc.jp/activity/report/sgst_category/（最終アクセス日：2024/10/16）
中村文子，ボブ・パイク：研修デザインハンドブック，日本能率協会マネジメントセンター，2018.
中村文子，ボブ・パイク：講師・インストラクターハンドブック，日本能率協会マネジメントセンター，2022.
鈴木克明：研修設計マニュアル，北大路書房，2018.

# ③ 現場看護師の倫理的感受性を磨く！「倫理コーディネーター育成研修」

京都大学医学部附属病院　井沢知子（現・神戸市看護大学）

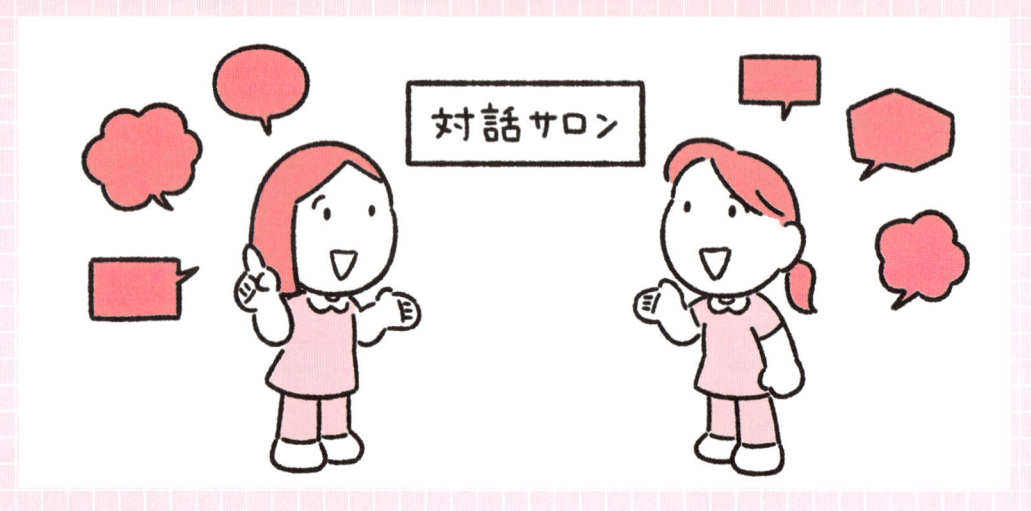

| 対象 | 病棟や外来の教育担当の副看護師長 |
|---|---|
| 目的 | 倫理コーディネーターに必要なコンピテンシーを養い、京大病院における倫理コーディネーターを育成する |
| 目標 | 倫理的問題に気づき、説明することができ、自部署での倫理的な行為を遂行することができる |
| 病院規模 | 病床数：1131 床／職員数：3776 人（看護師 1399 人）／看護配置：7 対 1（2024年 4 月現在） |

## この研修のポイント！

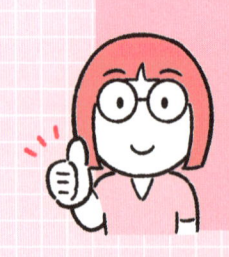

この研修の魅力は、2 年という時間をかけて倫理コーディネーターを育成する点です。研修は、1 年目に基本的な知識と技術を学び、2 年目は専門看護師に同行して病棟の倫理ラウンドを体験します。1 年目にインプットした内容を、2 年目でアウトプットすることで、より実践的な学びにつなげています。また、教育担当副看護師長を対象とすることで、各部署の倫理的感受性が向上し、タイムリーな問題解決につながることが期待されます。

### 「倫理的ジレンマ」で看護師が疲弊

　高度先進医療を担う国立大学病院では、患者やその取り巻く環境など、様々な「倫理的問題」が生じています。現場で働く看護師は、問題解決に苦慮し、対応が困難であり、解決策が見つからない状況のなかで倫理的ジレンマを抱えることが多いのが現状です。看護師の倫理的ジレンマが強いと、看護師自身の苦悩が増し、身体的精神的疲弊を招くことが報告されています[1]。

　看護師が抱く倫理的課題を調査した研究では、以下のような課題が上位にあげられています[2]。

---

＊患者の権利・尊厳を保護すること

＊看護師配置が不十分なため患者が十分なケアが受けられないこと

＊拘束や鎮静による身体拘束を行うこと

---

### 専門看護師による倫理的問題への取り組み

　看護師が抱く倫理的ジレンマへの対処として、京都大学医学部附属病院（以下、当院）看護部では、2017（平成29）年より、臨床倫理委員会で「**倫理コンサルテーション**」（倫理ラウンド）が行われており、リソースとなる専門看護師を中心として倫理的問題に取り組んでいます。

　本活動に加えて全国の大学病院看護部長会議では、2021（令和3）年から現場の看護の質の改善を図るために、**倫理コーディネーターの育成**が行われています[3]。倫理コーディネーターの役割には、表1のような項目があげられています。

①日常の臨床において、自部署で生じている倫理的問題に気づき、倫理的問題を明確にすることができる

②価値の対立がある場合や、倫理問題が明確でなく状況が複雑な場合、カンファレンス等を通して看護師間で倫理的な視点で合意形成にむけて検討することができる

③必要時、専門チーム等にコンサルテーションし、リソースを活用できる

表1　倫理コーディネーターの役割

　このような背景から、専門看護師による倫理ラウンドだけでなく、**第一線で働く看護師の倫理的感受性を磨き、現場から問題解決に向けたアクションを起こせる仕組み**が必要であるという考えに至り、「倫理コーディネーター育成研修」を企画することにいたりました。

実践力強化

現場の倫理的問題解決を担う教育担当副師長

当院で育成する「倫理コーディネーター」の対象者は、病棟や外来の副師長としています。

京大病院には、約100人の副師長が各部署に2、3人配置されており、教育担当と業務担当に分けられています。**現場の倫理的問題を抽出し、スタッフの教育的な役割を果たしてほしい**という意図から、本研修の対象者は、教育担当の副師長34人としました。

##  「倫理コーディネーター」に求められる4つのコンピテンシー

倫理コーディネーター研修は、国立大学病院看護部長会議で提案されている案をもとに、当院の看護部臨床倫理委員会で独自に企画されています。国立大学病院看護部長会議が示す倫理コーディネーターに求められるコンピテンシーは、表2の4つです。

これらのコンピテンシーを満たす研修を企画するには1年間では難しいと判断したため、**2年間の研修プログラム**を計画しました。

1年目は、①～③の「気づく力」「説明する力」「遂行する力」を目的に研修を企画し、2年目は「調整する力」を目的に掲げて研修を行います。

1年目は基本的な知識を習得することと、他者の価値観について先入観なく話を聴き、理解できる姿勢を養うため対話の演習を中心に行います。

2年目は倫理ラウンドに同席しながら、実践を行うことを中心に企画しました。

図1に、2年間の大まかな概略を示します。

> ①倫理的問題に「気づく力」
> 　（倫理的感受性）
> ②倫理的問題を「説明する力」
> 　（道徳的推論）
> ③倫理的な行為を「遂行する力」
> 　（態度・実践）
> ④倫理的問題における
> 　「合意形成と調整する力」（調整）

表2　倫理コーディネーターに求められるコンピテンシー

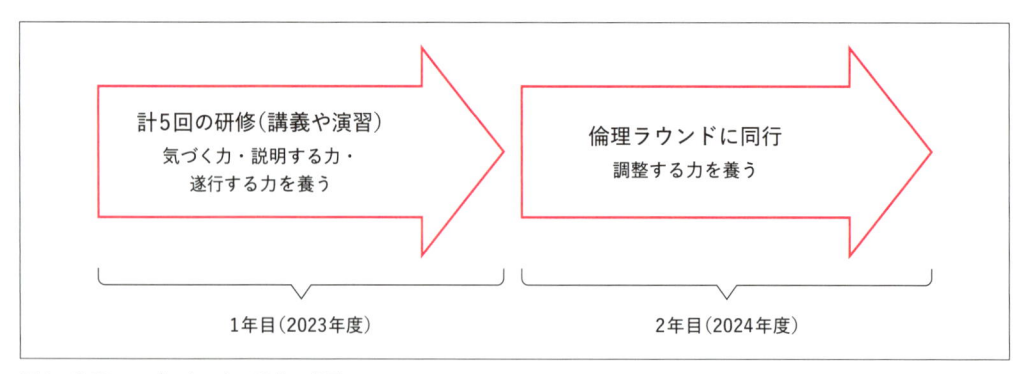

図1　倫理コーディネーター研修の概略

**基礎研修プログラム＋倫理ラウンド参加**

### 研修1年目：講義と演習

| 日程 | 内容 | 時間配分 |
|---|---|---|
| 第1回：2023年6月 | 研修のオリエンテーション<br>【講義】倫理原則など倫理に関する基本的な知識<br>【演習】対話サロンの説明　自己紹介 | 120分 |
| 第2回：7月 | 【講義】倫理の4分割について<br>【演習】模擬事例による事例検討 | 120分 |
| 第3回：9月 | 【演習】対話サロン1<br>テーマ「あなたはネアカかネクラか」 | 120分 |
| 第4回：11月 | 【演習】自部署の倫理事例について4分割で検討 | 120分 |
| 第5回：2024年1月 | 【演習】対話サロン2<br>テーマ「チームを育むとは」 | 120分 |

表3　研修のスケジュールと内容

### 研修2年目：On the Job Training（OJT）による実践

　主に専門看護師らで実践している「倫理ラウンド」に受講生も同席し、各現場で起きる倫理的問題やその対応についてOJTで学びます。当院で行っている毎月1回の倫理ラウンドに**受講生が年間2回同席する**ことにしています。

　また、**コンサルティーとして自部署から倫理的問題について相談してもらうことを課題**にしています。

## 研修の内容　講義と対話サロンで基本スキルと実践力を養う

### 【講義と演習】のエッセンス

　講義では、倫理コーディネーターに求められるコンピテンシー①倫理的問題に「気づく力」と②倫理的問題を「説明する力」を養うために、倫理原則などの基本的知識を提供しました。「ジョンセンの4分割法」を用いて、「医学的適応」「患者の意向」「QOL」「周囲の状況」の枠組みで事例検討を行いました。

　模擬事例では、問題点を網羅し、思考を整理する演習を行い、その後、受講者が現場で体験した倫理問題について、この枠組みに照らし合わせて事例検討を行う形式にしました。

演習は、**臨床哲学の考えを背景とした対話の概念とスキルを学ぶ**ものです。

倫理コーディネーターに求められる倫理的な行為を「遂行する力」をつけるには、**行動をリフレクションし、自己の傾向や課題を見いだすことが必要**です。「対話」の技能は、自己リフレクションを促すことができ

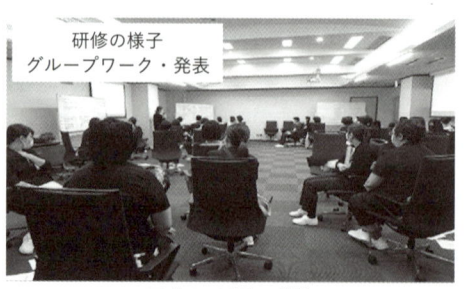

写真1　研修の模様

ると考え、演習として取り入れました。ハワイで行われている子どもの哲学の実践では、子どもたちがお互いの「考え」を理解し、対話ができるようにするための「哲学者の道具箱」（Good Thinkers Toolkit）が準備されています[4]。

この道具箱には、以下の7つの問いが含まれています。

---

① 「〜はどういう意味？」（意味）

② 「その理由は？　なぜ？」（理由）

③ 「たとえばどういうこと？」（例）

④ 「でも、こういう場合は？　こういうこともあるよね？」（反例）

⑤ 「本当にそうなのだろうか？　証拠はある？」（事実性）

⑥ 「私は〜だと推論しましたが、あっていますか？　もし〜だとすれば、こういうことになるのではないか？」（含意、帰結、推論）

⑦ 「〜を当たり前だと思ってよいのだろうか？」（前提）

---

これらの問いを使って相手と対話を進めます。この対話サロンを演習として3回行いました。

## 研修のポイント　活発な意見交換を実現する 2 つの工夫

### ポイント1　心理的安全性を重視した対話サロン

本研修のファシリテーターは、看護部臨床倫理委員会に所属する専門看護師や師長が担当しており、毎回、開催前に入念な打ち合わせを行いました。特に「グループダイナミクスの活性化」を図るため、**グループワークのメンバーは毎回同じにし、研修当日は本名ではなく、呼ばれたい名前をネームカードに書いて堅苦しさをなくす工夫**をしました。これは対話サロンの演習で意図的に行ったもので、お互いに意見を言いやすくし、心理的安全性を確保することを目指しました。

　グループワーク後の全体発表では、「Slido」という**Q＆Aを双方向で共有できるアプリケーションを使用**しました。各自がスマートフォンでアンケートやショートコメントを入力すると、その内容が画面上にリアルタイムで反映される仕組みです。この工夫により、意見交換が円滑に行われました。

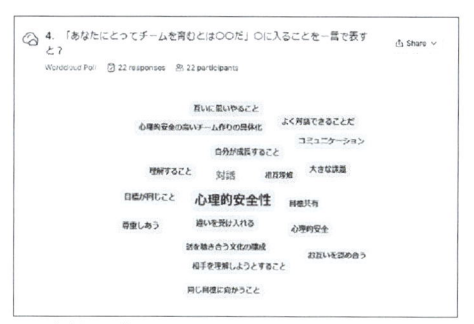

資料1　「Slido」でリアルタイムに共有できる

## まとめ！

本研修はまだ1年目が修了したばかりで、これから2年目が開始されるところです。そのため、研修後の具体的な変化はまだ明らかになっていません。しかし、受講者からは「とても学びになった」「日々のもやもやを話す場が大切だと感じた」という声が聞かれており、受講者の倫理的感性が少しずつ磨かれている印象を受けています。先行研究では、過去に倫理に関する学習歴のある看護師の方が倫理的感受性が高く、問題解決に向かう力が養われると報告されています[5]。この倫理コーディネーター育成研修によって、2年間受講した副師長の倫理的感受性や行動がどのように変化するのか、研修が効果的であるかどうかについては、現在、倫理尺度などを用いて前向きに調査を行っています。2年後の変化が楽しみです。

実践力強化

参考・引用文献 ————————————————————————

1) アン・J・ディビス：ヒューマン・ケアリングの倫理的側面，日本看護科学会誌，12（4）：59-70. 1992.
2) 坂東委久代，他：看護師が臨床現場で体験する倫理的問題，京都大学大学院医学研究科人間健康科学系専攻紀要，7：49-55. 2011.
3) 国立大学病院看護部長会議ホームページ，http://kangob.umin.ne.jp/report/pdf/report_2023_01.pdf（最終アクセス日：2024/10/16）
4) 高橋 綾：コロナ時代の対話とケア，https://jnapcdc.com/LA/takahashi04/（最終アクセス日：2024/10/16）
5) Okumoto A, Yoneyama S, Miyata C, et al：The relationship between hospital ethical climate and continuing education in nursing ethics, PLOS ONE, July 21.1-15. 2022.

# 多職種・ユニーク研修

## ——こんな研修、はじめて！
## みんなでつくる新しい職場

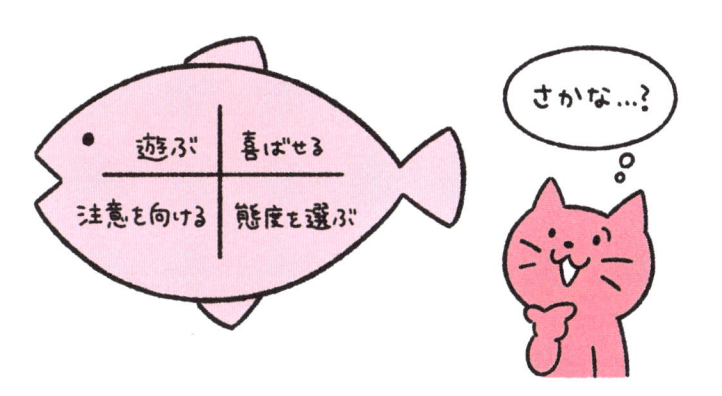

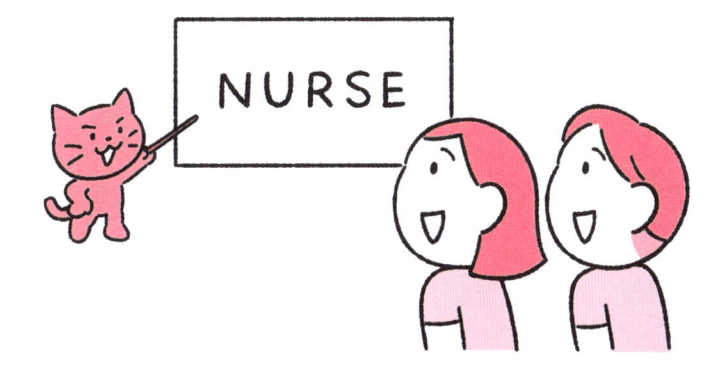

# 1 職場の活性化と多職種連携「フィッシュ！哲学導入研修」

前橋赤十字病院　吉野初恵

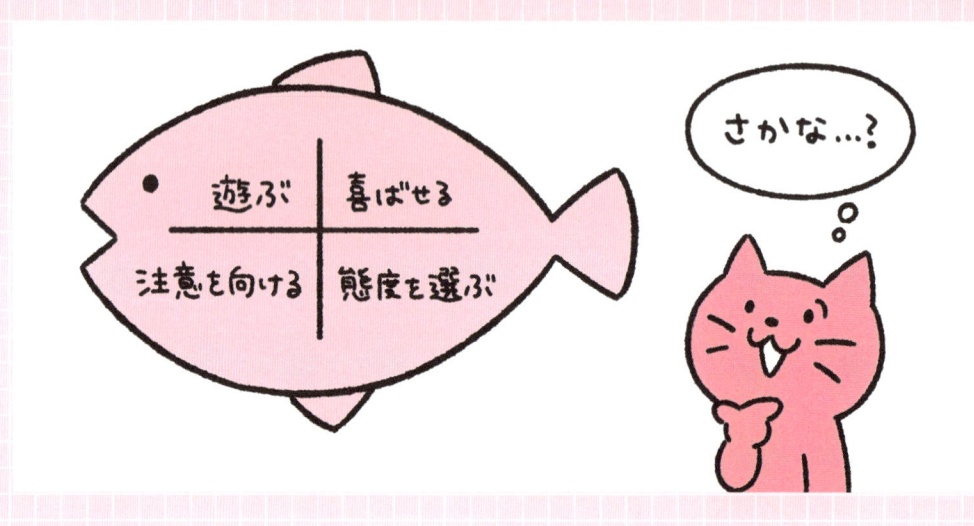

| 対象 | 看護職を含め、看護補助者、他部門、多職種を含む全職員<br>看護部からは、その年に新規採用された中途採用者（キャリアナース）や看護補助者が参加 |
|---|---|
| 目的 | 人間関係を円滑にして働きやすい職場づくりのための方法を学ぶ |
| 目標 | ①「フィッシュ！哲学」の考え方を学び、職場で楽しく仕事ができる<br>②グループワークにより、相互の連携を図ることができる |
| 病院規模 | 病床数：555 床／職員数：1638 人（看護職員 841 人）／看護配置：7 対 1（一般病棟）（2024 年 10 月現在） |

**この研修のポイント！**

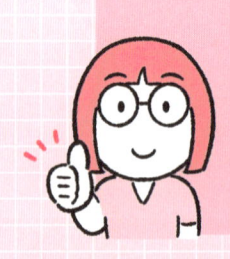

まさに、この研修そのものが「フィッシュ！哲学」に基づいて展開されていると感じました。やらされ感たっぷりの研修ではなく、多忙ななかでも楽しみながらやり甲斐をもって取り組める仕掛けが随所にちりばめられています。また、多職種合同で開催され、チームでひとつの作品をつくり上げる過程を通して自然に会話が生まれ、それが関係づくりのきっかけとなっています。職種を超えた関係づくりに、ぜひこの研修はいかがでしょうか。

# 「フィッシュ！哲学」とは？

「フィッシュ！哲学」とは、職場の活性化に効果を上げるひとつの概念です。アメリカのシアトルにあるパイク・プレイス魚市場で、「遊ぶ」「人を喜ばせる」「注意を向ける」「態度を選ぶ」の4つの行動原理をもって仕事に取り組んだところ、問題を抱えていた職場が生まれ変わったという話がベースになっています[1]。

「フィッシュ！哲学」を日本で最初に取り入れたのが東京慈恵会医科大学附属病院でした。この取り組みは、看護部の職務満足度向上と退職率の低下に寄与し、組織の活性化につながったとされています[2]。その成果に注目が集まり、全国各地で部署単位、病院単位で「フィッシュ！哲学」を導入する施設が続出しました。

---

### 「フィッシュ！哲学」4つの行動原理

**行動原理1　遊ぶ**

楽しみながらやる仕事ははかどる。くつろいだ、自然な気持ちで重要な仕事に取り組むと、特に効果的だ

**行動原理2　人を喜ばせる**

ちょっとした親切や印象的な応対で人を喜ばせれば、日々のありふれた出会いさえも特別な思い出に変えることができる

**行動原理3　注意を向ける**

わたしたちはお互いに注意を向けあうことによって、気持ちを通じ合わせる

**行動原理4　態度を選ぶ**

人生がもたらすものにどう対処するかを選ぶ力が自分にあるとわかれば、好ましい点を探し、想像もしなかったようなチャンスを見つけることができる

---

出典　スティーヴン・C・ランディン、他：フィッシュ！実践編；ぴちぴちオフィスの成功例一挙公開，早川書房，p14-15，2002．

---

**研修のきっかけ** 職場の活性化とチームワーク向上を目指して

### 「フィッシュ！活動」の広がり

前橋赤十字病院（以下、当院）が「フィッシュ！哲学」を導入したのは、2006（平成18）年です。多忙ななかでも、**仕事を楽しみ、やり甲斐をもって取り組むことのできる組織づくり**を目指して導入しました。

チーム力向上・職場活性化

最初に、看護主任を対象とした研修会を開催し、看護主任が推進役となり、各部署の「病棟自慢」を作成し、職員食堂の前に掲示する活動を行いました。2008（平成20）年には、看護師長と看護係長を対象とした研修会を開催し、看護管理者を含めて看護部全体でフィッシュ活動を推進する環境を整えました。その後、フィッシュプロジェクトを結成し、「フィッシュ！哲学」の精神に基づいた7つ道具を作成して配布したり、「態度を選ぶカード」を職場に掲示するなど、活動を広げていきました。さらに、誕生日カードの作成や季節の飾りつけ、ありがとうメッセージ、NO残業DAYなど、各部署の推進者が工夫してフィッシュ活動を進めてきました。

### 多職種合同研修の開始

　2009（平成21）年からは、新人看護職員を除く看護職を対象とした研修会を開始しました。当初は看護職員のみを対象とした研修でしたが、看護職員に「フィッシュ！哲学」の考え方が浸透するにつれ、一緒に働く看護補助者にも「フィッシュ！哲学」を知ってもらい、取り組んでもらいたいと考えるようになりました。そのため、看護補助者も研修に参加してもらうようにしました。2012（平成24）年からは、さらに他部門や他職種にも声をかけ、多職種合同研修として開催しています。他部署の管理者の協力を得て、これまでに113名の看護部以外の職員が研修に参加しています。

　また、同年より、新人看護職員研修制度の一環として、新人看護職員を対象とした研修会も開始しました。現在、新人看護職員対象の研修と多職種を対象とした研修を、年に1回ずつ開催しています。多職種を対象とした研修では、ふだんなかなか話をする機会のない職員が集まるため、最初は緊張した様子が見られますが、グループワークで協力しながら1つの作品をつくることで、徐々に打ち解け、最後には笑顔いっぱいの発表につながっています。本書では、多職種合同研修の内容について紹介します。

### タイムスケジュール　2023年度の多職種合同研修のスケジュール例

　2023年度に行われた研修の流れは以下、表1のとおりです。

| 時間 | 内容 |
|---|---|
| 13:00 〜 13:05（5分） | 受付・オリエンテーション |
| 13:05 〜 13:40（35分） | 講義とＤＶＤ視聴 |
| 13:40 〜 13:50（10分） | 自己紹介 |
| 13:50 〜 14:50（60分） | グループワーク |
| 14:50 〜 15:15（25分） | グループ発表 |
| 15:15 〜 15:20（5分） | まとめ |

表1　タイムスケジュール

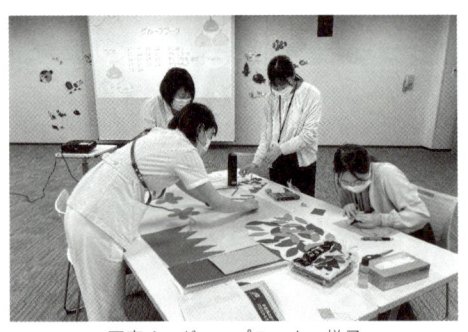

写真1　グループワークの様子

映像とグループワークで学ぶ

### 知識と理解を深め、創造的に表現

　研修会では、最初に「フィッシュ！哲学」の4つの行動原理と考え方、そして当院において「フィッシュ！哲学」を推進する意義について、パワーポイント資料を用いて説明します。その後、『フィッシュ！』というドキュメンタリー方式のビデオを鑑賞し、「フィッシュ！哲学」の4つの行動原理について映像を通して理解してもらいます。

　その後、グループワークを行います。最初に自己紹介の時間を設け、氏名や所属のほか、趣味や好きなこと、最近一番うれしかったことなどを話してもらいます。初対面のメンバーも多く、最初は遠慮がちですが、コミュニケーションを通して少しずつ場が和んでいくのを実感できます。

　グループワークのテーマは「夢」「絆」「希望」「楽」のなかから好きなものを選んでもらいます。話し合いで出た内容を模造紙に自由に描き、ペンや折り紙、リボン、毛糸などの小道具を使って創造的に表現してもらいます。

研修のポイント 「楽しみながら」が一番重要

### ポイント1 リラックスできる環境づくり

　同じ組織の職員ではありますが、採用後間もない職員が多く、緊張している人がほとんどなので、リラックスできるよう自己紹介の時間を設けたり、音楽を流したりしています。グループワークにおいては、コミュニケーションを取りながら、自由に楽しく作品をつくることを大切にしています。

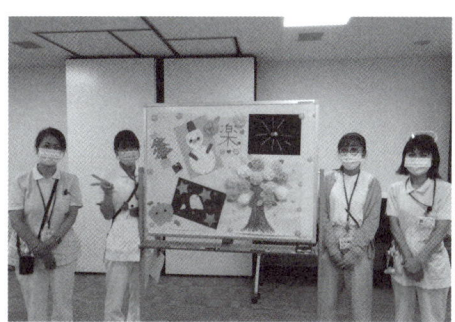

### ポイント2 作品の展示で広がる笑顔

　参加していない職員にも関心をもってもらえるよう、研修後、各グループで作成した作品を職員が集まるコミュニケーションモールに1週間掲示しています。参加者が楽しんでつくった作品は、場を明るくし、足

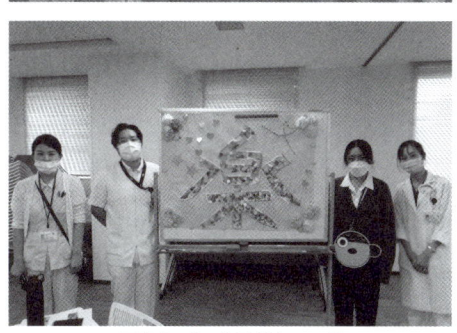

写真2、3　作品発表の一例

チーム力向上・職場活性化

を止めて作品を眺める職員も多くいます。研修担当者に、作品を見た感想を伝えてくれる職員もいて、「フィッシュ！哲学」を多くの職員に知ってもらう良い機会となっています。

## 研修の成果 職場関係改善と他職種交流に成功

2018（平成30）年から2023（令和5）年に開催した多職種合同研修のアンケートによると、「職場をより楽しくするための方法」や「フィッシュの考え方」について、95％の参加者が「学ぶことができた」または「まあまあできた」と評価しています。

「フィッシュ！哲学」活動の推進が「職場の人間関係を円滑にできる」「働きやすい職場づくりに役立つ」と思うかについては、90％以上の参加者が「そう思う」または「まあまあそう思う」と評価しています。

また、「普段あまり関わることのできない他職種の方と研修ができ、楽しかった」「他の部署の方と交流する貴重な時間だった。仕事の話などもできて良かった」など、他職種や他部門の職員とコミュニケーションを取る良い機会になったと感じている参加者も多いです。話をすることで、お互いを理解する機会となり、仕事においてもお互いを思いやる行動につながっていくと期待されています。

## 参加者の声 一部紹介します！

**Q 今回の研修を受けて、職場で「フィッシュ！哲学」をどのように実践していこうと思いますか**

- ・日々のあいさつをしっかり行っていきたい
- ・笑顔で対応を心がけていこうと思う
- ・楽しい、やって面白いと思ってもらえるような工夫を増やして仕事に取り組みたい
- ・心が温まるような、リラックスできるような声かけをしたい
- ・相手のことを認め、自分自身を認めてもらう場になると思ったので、相手のことを思いやる心を忘れずに実践していきたい
- ・声をかけやすい、話しやすい、相談しやすい職場作りを心がけていきたい
- ・自分自身が楽しく仕事に取り組むことで周りの雰囲気も良くなると思うので、周囲の人とコミュニケーションを取りながら楽しく業務に取り組めるようにしたい
- ・思いやりの心と今日も楽しく働こうという気持ちは笑顔につながり、良好なチームワークにつながり、患者さんの満足につながると思う

（2022年度と2023年度の終了後アンケートより抜粋）

○研修を終えての**自由な感想**

・職種が違い、初対面の者同士でここまでチームワーク良くやり遂げる楽しさ、すごく勉強になった

・最初は緊張していたが、作品をつくるなかで自然と会話が生まれ、研修が始まる前より仲良くなれた

・ふだんあまり関わることのできない他職種の方と研修ができ、楽しかった

・他の部署の方と交流する貴重な時間だった。仕事の話などもできて良かった

・少人数でひとつの作品をつくるのが、楽しかった。多職種の人たちとコミュニケーションを取ることができて良かった

・リフレッシュできる研修だった

・"いくら"でも働き方は、多様だと思った。フィッシュだけに

（2022 年度と 2023 年度の終了後アンケートより抜粋）

## まとめ！

今後の課題として、多職種研修として、多くの部門や職種の人に参加を呼びかけていますが、なかなか参加できない部署や職種もあり、部署別・職種別の参加者数に差が出てしまっている現状があります。もっと多くの職員に「フィッシュ！哲学」について知ってもらい、職員同士がお互いを知る場をつくることが大切だと考えています。これまで参加が難しかった部署や職種の職員も参加できるよう、研修の開催時期や時間帯などを工夫していく必要があります。

参考・引用文献

1) スティーヴン・C・ランディン，他：フィッシュ！実践編；ぴちぴちオフィスの成功例一挙公開，早川書房，14-15，2002.

2) 大水美名子：総特集 この 1 冊で導入できる！　フィッシュ！哲学による活き活き組織のつくり方，魅力ある職場環境をつくる　アメリカ研修を基にフィッシュ！の導入を試みて，看護，60（7）：6-14，2008.

# ② トヨタ自動車で培ったノウハウを病院に展開 「QCサークル活動の推進」

トヨタ記念病院　看護室　新井明子・小園利加・小林英見・黒田直美
TPS・カイゼン推進グループ　秋葉洋司

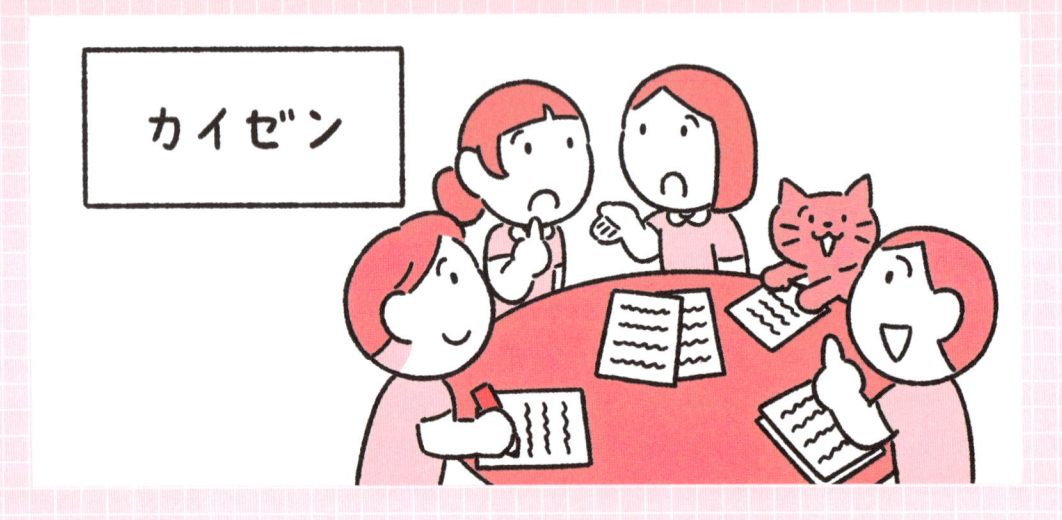

| 対象 | 病院職員全員（自主性を重んじ、各職場で6人程度のQCサークルを結成） |
| --- | --- |
| 目的 | ①医療の質向上：QC手法を用いて職場の問題や課題を解決し、質の高い医療を提供<br>②働きやすい職場環境：医療従事者が健康で活き活きと働くことができる環境づくりを推進 |
| 目標 | ①QCサークル活動の意義を理解することができる<br>②問題解決手順（QCストーリー）を理解することができる<br>③QC的問題解決の進め方について理解し、実践することができる<br>④QC活動の推奨時間内で活動できる |
| 病院規模 | 病床数：527床／職員数：1289人（看護師703人　看護師・助産師・保健師・准看護師含む）／看護配置：7対1（2024年9月1日現在） |

## この研修のポイント！

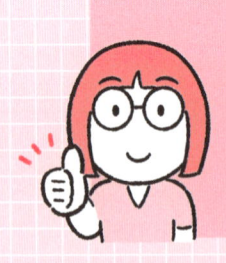

トヨタ自動車のスピリットを生かした、独自性の高い研修です。"委員会"ではなく"サークル"という呼び名を用いる点や、毎月8時間を業務として認めている点は、学習者のやる気と主体性を引き出す仕掛けづくりにつながっていると感じています。また、QC講座を開催して不安なく参加できるよう配慮したり、毎月QC相談会を開催して支援するなど、目標達成に向けた様々な支援体制が整備されている点も魅力的です。

# 「人々の期待に応える優しい看護」の実現に向けて

## 「QCサークル活動」とは？

　私たちの勤めるトヨタ記念病院は、トヨタ自動車を経営母体とする企業立病院です。トヨタ自動車は、「品質」を「製品の品質」のみならず「仕事の質」としてとらえ、戦後に「QC」（Quality Control：品質管理）を導入しています。

　「QCサークル活動」（以下、「QC活動」とする）とは、お客様に満足していただく製品を届けるために、1つひとつの工程で、原因や課題を顕在化させ対策していく活動のことです。

　また、企業における品質の位置づけとして、「お客様第一」「品質第一」「安全第一」を掲げ、現地・現物で改善を続ける企業風土を築いてきました。そして、品質改善のための小集団活動として、「QCサークル」が位置づけられています。活動テーマを掲げ、課題解決に向けてディスカッションすることで、チームワークの向上やリーダーシップ力の醸成に役立ち、人材育成につながります。

　日本を取り巻く環境は、超少子高齢社会へ突入し、高齢化により医療費は年々増加し、少子化に伴う医療従事者不足があげられます。限られた人員で効率的、かつ看護の質を担保するために、QC活動による医療の品質管理は重要といえます。

　当院看護室では、トヨタ自動車で恒常的に取り組まれているQC活動を、1985（昭和60）年より取り入れ、看護室理念である「人々の期待に応える優しい看護」の実現に向けて取り組んでいます。

### 研修のきっかけ　QC活動の理解と実践力を高めたい！

## 看護室から病院全体でのQC活動強化へ

　2018（平成30）年は、院内での「カイゼン活動」を強化するため、看護室を中心に行っていたQC活動ですが、現在はコメディカルや事務部門にも拡大し、病院全体で取り組んでいます。

　QC活動をさらに活性化していくために、トヨタ自動車で培ったノウハウを病院に展開し、様々なカイゼンの促進に寄与する、TPS・カイゼン推進グループ（以下、「QC活動事務局」）と協力して活動しています。

　QC活動を医療・看護現場でも取り入れていくためには、「QCとは何か」を理解して進めることが重要です。しかし、QC活動を進めていくうえで悩むことも多く、QC活動に対する理解を深め、実践力を育成していく必要がありました。そこで、看護室よりQC担

チーム力向上・職場活性化

当看護長を選出し、QC活動事務局と協働して、研修の企画・運営を行っています。また2022（令和4）年より病院事務部門との連携も強化し、QC活動に必要となるデータの抽出方法や表記方法などについてサポートを受け、効果的に職場の問題解決に向けて取り組むことができています。

現在、QC活動は各職場内で定着し、QC活動経験者から、次なる人材へと継承され、医療の質・看護の質向上に向けて活動しています。

### ✎ 「QCサークル」はどうつくる?

QC活動には、**病院職員全員**が参加することができますが、あくまで自主性を重んじています。所属する職場で6人程度の小集団（QCサークル）をつくります。QCサークルにはサークル名をつけ、表1のメンバー構成で、1年を通じてQC活動を展開します。活動の中心はテーマリーダーとサークルメンバーですが、職場に所属しているすべてのスタッフの協力も不可欠であり、現状把握や対策実施の際は、職場の全員が協力し活動を行います。

| 構成 | 担当者 | 人数 | 主な役割 |
|---|---|---|---|
| アドバイザー | 看護長 | 1名 | 全体評価と指導 |
| サークルリーダー | 看護主任 | 1名 | テーマリーダー・メンバーのサポート |
| テーマリーダー | 臨床経験5年目以上 | 1名 | メンバーの意見を取りまとめて、活動の推進と管理 |
| サークルメンバー | 臨床経験2年目以上 | 3名程度 | QCストーリーや手法を学びながら、活動計画を実践する |

表1　当院におけるQCサークルのメンバー構成と主な役割

### 研修の目的と目標　質の良い医療と働きやすい職場

QC活動は、職場にある問題や課題を1つひとつ顕在化させ、QC手法を用いて解決していき、患者様に**質の高い医療を提供**していくことを目指します。また、医療従事者が働きやすく、一人ひとりが健康で活き活きと働き続けられる**職場環境づくり**に心がけて取り組みます。

QC活動の年間目標は、QC手法の理解など基本的な内容の習得として、はじめて取り組むメンバーも達成しやすい目標としています。

> **4つの活動目標**
> ①QC活動の意義を理解することができる
> ②問題解決手順（QCストーリー）を理解することができる
> ③QC的問題解決の進め方について理解し、実践することができる
> ④QC活動の推奨時間内で活動できる

　看護室ではQC活動を支援する**QC担当看護長を2人選出**します。QC活動事務局と連携し、1年間を通じて活動をサポートしていきます。

　各職場のサークルは、4月にリーダーとメンバーを選定し、5月より「**QC講座**」でQC手法の基礎を学び、実際の活動を開始します。5月から6月に**職場の問題選定、活動計画とテーマ選定**を行います。QC担当看護長は、相談会を毎月設け、「院内QC発表会」に向けたQC活動スケジュール（表2）をもとに、問題の明確化、現状把握、目標設定、要因解析、対策立案について、各サークルの進捗確認と困りごとの聞き取りを行います。

　1月には、病院長をはじめ、他職種で集まり「院内QC活動発表会」を開催します。院内発表会の結果、各職場の審査により、優秀なサークル活動を選出し、全国発表へと導きます。

| 開催月 | 4月 | 5月 | 6月 | 7月 | 8月 | 9月 |
|---|---|---|---|---|---|---|
| スケジュール | ・参加募集 | ・活動計画<br>・問題の選定<br>（テーマ選定） | ・テーマ登録 | ・問題の明確化 | ・現状把握<br>・目標の設定 | |
| QC担当看護長<br>QC活動事務局 | | QC講座 | 個別相談：随時 → | 相談会 | 相談会 | 相談会 |
| 全国大会<br>（県大会） | | | | 院内<br>事前プレゼン<br>① | | 院内<br>事前プレゼン<br>② |

| 開催月 | 10月 | 11月 | 12月 | 1月 | 2月 |
|---|---|---|---|---|---|
| スケジュール | ・要因解析<br>・対策立案 | ・対策実施<br>・効果確認 | ・発表資料提出 | ・看護室発表会<br>（予選）<br>・**院内発表会** | ・全国大会出場<br>サークル決定 |
| QC担当看護長<br>QC活動事務局 | 相談会 → | 相談会 | | | |
| 全国大会<br>（県大会） | 院内予演会 | 全国大会発表 | | | |

表2　QC活動スケジュール

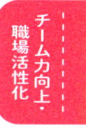

### ▐ 「QC講座」の開催

　QC活動にはじめて参加するサークルメンバーも不安なく参加できるように、QC活動に関する基本的な考え方や、進め方について、年度初めに「QC講座」（次ページ表3）を開催します。

　QC活動のねらいは、次の3つです。

**QC活動の3つのねらい**

①個人の能力を向上させ、自己実現を目指す

②人間性を尊重し、生きがいのある明るい職場をつくる。その結果として強い職場ができる

③職場の体質改善と会社の発展に寄与する（成果重視ではなく、プロセスを大事にした活動）

　これらを提示し、みんなで職場の問題や課題を顕在化させ、解決していくプロセスを重視する活動であることを伝えます。また、「**問題解決の8つのステップ**」についても具体的に説明します。

　QC講座はオンデマンドでの視聴にも対応し、QCサークルメンバーだけでなく、職場のスタッフも、QC活動について学べるように企画しています。

| 1 | トヨタにおけるQCサークル活動とは | QCとは<br>TQM活動とは<br>TQM活動とQCサークル活動との関係（人づくり、風土づくり） |
|---|---|---|
| 2 | 病院におけるQCサークル活動とは | QC活動の意義について<br>働くなかで一番重要なこと<br>　　まごころのこもった医療を提供し続ける<br>一番重要なことを達成するために<br>自職場をどんな職場にしたいか<br>　　職場にある問題や課題を1つひとつ顕在化させ解決していくことが大切<br>1人で考え行うものではなく、みんなで考える「人づくりの道具」<br>＝QCサークル活動 |
| 3 | 問題解決の8つのステップ | 　テーマ選定と活動の計画<br>　　人材育成も考慮して、役割分担も決める<br>STEP1：問題の明確化<br>STEP2：現状把握<br>STEP3：目標設定<br>STEP4：要因解析<br>STEP5：対策立案<br>STEP6：対策実施<br>STEP7：効果の確認と評価<br>STEP8：標準化<br>　　反省と今後の進め方 |
| 4 | 補足と参考資料 | トヨタのQCサークルSTEPごとのポイント |
| 5 | トヨタ記念病院のサークル活動事例 | 過去の活動事例を紹介 |
| 6 | 質疑応答 | |

表3　QC講座の内容

　QC講座を受講後、QCサークルメンバーは、職場の課題や問題の顕在化に取り組みます。その後、毎月「**QC相談会**」**が開催**されます。

　相談会では、QCアドバイザーとなる「**院内QC事務局**」と、QCサークルメンバーが、職場の課題や問題を明確にするための意見交換を行います。意見交換を行うことで、問題が明確になり、STEP2の「現状把握」（表3）につながります。サークルリーダーはもちろん、看護長や看護主任も参加し、職場と院内QC事務局の双方で進捗を共有します。

　院内QC事務局は、医務職ではないため、医療現場については知らないことも多くあります。医療現場について知ってもらう機会でもあり、多くの視点でアドバイスももらえるため、あっという間に相談時間が過ぎてしまいます（1職場30分）。定期的な相談会以外にも、随時個別相談に対応し、QC活動をサポートしています。

　こうして相談会を毎月開くことで、**進捗を確認しつつ、疑問点の解決**にもつなげることができています。

■ 2つの「QC発表会」

①院内発表会

　1月に「**院内発表会**」を開催し、各職場で取り組んだ活動内容を発表します。発表に向けて事前に開催のアナウンスをし、各職場で業務の調整を行います。

　各サークルはタイトルにも趣向を凝らし、視聴者が興味関心を持てる活動タイトルを掲げ発表会に臨みます。発表会で使用するスライドの形式は準備されており、問題解決の8つのステップに沿ってパワーポイントも作成していくため、発表前に新たに構成を考えて作成する必要はありません。**いかに職場で取り組んだ活動内容をわかりやすく伝えることができるか**、パワーポイントのクオリティー向上に集中することができます。

　1月上旬に看護室は、看護単位でQC活動を行うため、20サークル以上が参加します。そのため、看護室のみで発表会を開催し、優秀な活動を行った4〜6部署程度のサークルを選出し、1月下旬に開催される院内QC発表会に臨みます。院内QC発表会で選出された優秀サークルは、全国発表への切符が渡されます。

②全国大会発表会

　院内発表会で優秀サークルに選出された職場はサークル活動を継続し、翌年開催される「**全国大会**」に臨みます。QC担当看護長や院内QC担当者がフォローを行い、効果の確認や対策の標準化に取り組みます。全国大会発表までに、「**院内予演会**」**を2〜3回開催**します。予演会には病院長、事務長、総看護長や各技師長が参加します。プロセスを評価してもらいながら、意見交換をし、発表の準備を行っていきます。QC担当看護長も、意見交換の場に立ち会い、内容の修正に助言をします。

## ポイント1 不安なく参加できるように配慮する

### ①気負わず参加できる雰囲気づくり

はじめてQC活動に参加する看護師も多く、はじめての人がQC活動に抵抗感を抱かないように楽しくQC講座を受講できるような雰囲気づくりに努めます。

「QCとは何か」「QC活動を行うことで得られること」についての説明が必要になります。そのため、初回に行う「QC講座」は、病院におけるQC活動の目的について考えることから始めます。参加者には「働くうえで一番重要なこと」「一番重要なことを達成するために自分の職場をどのようにしたいか」を考えてもらい、ディスカッションしてもらいます。

そして、病院理念である「信頼される町一番の病院づくり」を目指すためには、品質管理が必要であること、そして、品質を落とさずにさらに高めるには、問題を解決（常にカイゼン）し続けることが必要になることを伝えています。このような初回のQC講座を行うことにより、それぞれの職場での問題をいくつか思い浮かべることができるようになります。

さらに、問題解決は、問題解決の8つのステップ（表3）に沿ってPDCAを回すことで、問題を正しく共有し、正しく解決することにつながることを説明します。

QC担当看護長は、相談会の日程を決めることや、相談会に一緒に参加することで、職場のフォローもでき、QCサークルは、活発な意見交換の場となっています。特に医療の現場について知らない院内QC事務局には、職場のQCメンバーと共に現状を伝えて、相談会の時間が有効に使えるように配慮します。

### ②いつでも相談できる体制を整える

QC講座を受講すると、職場の問題を思い浮かべることができると同時に、不安が募ります。具体的な不安の内容は、

> ＊日常業務でも残業しているのにQC活動ができるのだろうか
> ＊問題解決の8つのステップがわからなくなったら誰が教えてくれるのだろうか
> ＊医療現場を知らない方に、どのように現場の困りごとを伝えたらいいのだろうか

といったものです。

このような不安に関しては、看護室内で、月8時間は業務として認めています。また、QCサークルメンバーが、日々活動を進めることができるよう、各職場の看護長は、QCサークルメンバーの勤務が同じ日を数日設けるなど、勤務の配慮等を行います。

また、QC活動を進めるにあたり、困ったことが生じたり、困りごと（行き詰まってい

る内容）をうまく伝えられない場合は、**QC担当看護長が橋渡し役**となり、QCサークルメンバーと院内QC担当者をつなぎます。また、進捗に遅れが生じた際は、個別の相談日を設定します。

QCサークルメンバーが困らずに、不明点は気軽に確認できるような体制を整えるよう配慮しています。

### ③各職場の QC 活動は自由参加

QC活動への参加は、自由参加としています。活動を強制することにより、「やらされ感」が芽生え、前述したQC活動の目的を達成できないと考えるためです。

**各職場の看護長がスタッフの意見を参考にしながら、参加の可否を決定**しています。「みんなで取り組むこと」「人づくりのための活動であること」を踏まえ、多くの職場が参加をしています。

### ポイント2　発表までの様々な支援体制を整える

### ①実践する過程を通じて得られるものを伝える

QC活動を通じて、職場の問題に対し問題解決能力が向上します。職場の問題が解決されることでより、看護の質が向上し、かつ働きやすい職場環境へと変化していきます。また1年間を通じて活動していくため、職場の団結力も高まり、活動のうれしさや達成感を実感することができます。これら実践する過程を通じて得られるものを提示することでモチベーションを高めます。

### ②相談会の開催方法の工夫（いつでも相談できるように）

相談会までに、**QCストーリー（問題解決手順）でどこまで取り組めばよいのか提示**します。そうすることで各サークルが目標を定め、計画的に取り組むことができます。

また、相談会は1枠30分と時間にも限りがあります。そのため、TPS・カイゼン推進グループの協力により、相談会予定日以外でも**「個別相談」に対応**してもらい、次回の相談会を待たず、困りごとを相談することができます。

### ③データの出し方、図・表の作成に困ったら

QC活動を進めていくうえで、データをどのように取り扱うと効果的に活用できるのか悩んでしまうことが多くあります。「このデータが欲しいけど、どのようにデータをとったらいいのか？」などとつまずくと、先に進まず時間だけが過ぎてしまいます。

QC活動は病院全体で取り組む活動です。院内には事務部門を主に、データ処理を得意とする部門もあります。**事務部門のQC担当者を決定し、データの抽出方法や、表現方法など、いつでも相談ができる**ようにし、活動の支援を行っています。データを有効に活用することで、職場の問題がより明確に捉えられ、効果的な解決方法にも結びついていきま

す。また、活動報告を行う際に、他者がわかりやすいように図示する方法もサポートしてくれます。

①成果として現れなくても、
　問題解決の8つのステップに則って進捗していれば問題なし！

　活動時間（8時間／月）は決めていますが、発表会の日程が近づくと、スライドの作成や発表原稿の準備などで、活動時間を越えてしまうことがあります。また、対策が標準化まで進まないこともあります。こうした場合、QCサークルメンバーは「発表できるレベルに到達できていない」と落ち込んでしまうことがあります。

　そこで、QC担当看護長である私たちは、**「ステップに沿っているから大丈夫。発表資料が完成していなくても、口頭で伝えることができれば問題ない」**と伝えるようにしています。

②取り組んだプロセスが大事であることを伝え「褒める」！

　QC担当看護長の私たちは、各職場が取り組んだ**プロセスを重視**します。結果は、目標達成に至らないこともありますが、活動したことを褒め、職場内の改善につながっていることを承認します。

①プレゼン資料の作成は、院内事務部門もバックアップ

　各職場で行ったQC活動を院内で発表するため、プレゼンテーションの資料をつくります。

　ステップに沿って資料を提出してもらい、進捗確認を行っていますが、発表資料づくりは、とても時間を要します。凝り始めると、何時間あっても足りません。また、表やグラフの作成などに時間を要してしまうこともあります。

　収集したデータをどのように資料に示せばよいか、より効果的な示し方はないか、看護師だけで効果的な表し方に困ることがあります。そこで、**院内事務部門のスタッフも相談会に参加してもらいアドバイスをもらえるようにしています**。ていねいに教えてくれるので、データ取り扱いのスキルも向上します。

②他病棟、他職種のQC活動を知ることで次年度の取り組みの参考にもなる

　前述したようにQC活動は品質管理であり、品質を落とさずにもっと改善するには、どうしたらいいかを考えます。他部署、他職種のQC活動を知ることで新たな気づきが生まれ、次年度への活動につながります。

①学会発表へ向けた準備は、病院長や事務長もアドバイザーに！

　全国大会での発表は、院内でQCサークル職場を選出します。私たちQC担当看護長は、活動を継続できるように、院内QC活動事務局と連携し、サポートし続けます。

**ま と め ！**

現在ではQC活動は、院内全体に浸透しています。医療の質や、職場環境のカイゼンに対する意識は継承され、院内全体でカイゼンし続ける文化が定着しています。カイゼンで大切なことは成果を出すことではなく、職場の問題を顕在化していき、活動を継続し続けることです。

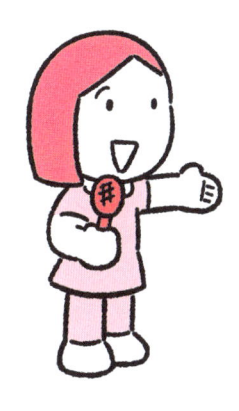

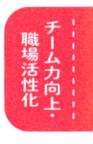

**参考・引用文献**

小原好一：戦略としてのクオリティマネジメント，一般社団法人日本品質管理学協会，2019.
石川君雄：わかり！使える！品質改善入門，日刊工業新聞社，2019.
鐵健司編，梅田政夫著：QC入門講座 4　品質保証活動の進め方，日本規格協会，2002.
トヨタ生産方式を考える会：日刊工業新聞社，2018.
トヨタ企業サイト：トヨタ自動車 75 年史，TQM（Total Quality Management），https://www.toyota.co.jp/jpn/company/history/75years/（最終アクセス日：2024/10/11）

# コミュニケーション技術を磨き患者に寄り添う！「意思決定支援研修」

トヨタ記念病院　成瀬美和・新川裕樹・神谷紀子

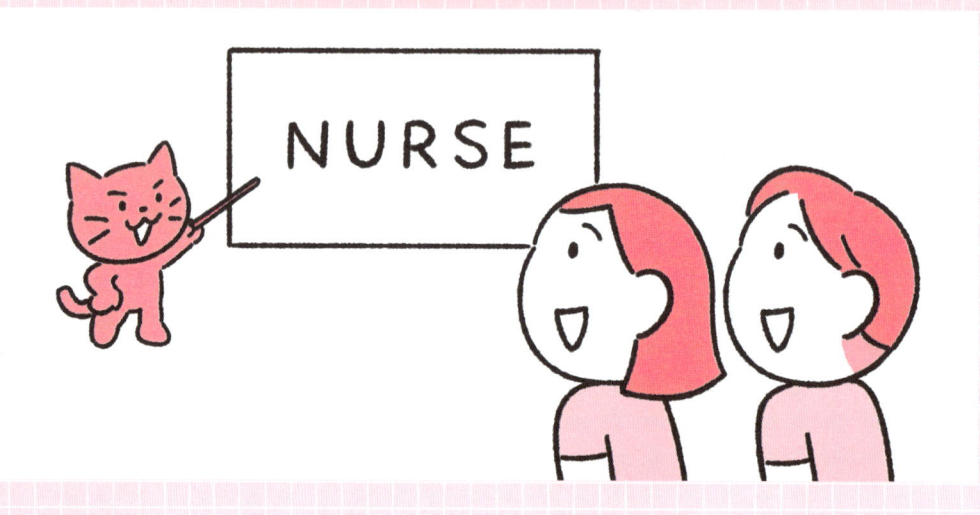

| 対象 | 各部署の意思決定支援推進リーダー：部署内でリーダーシップの取れる看護職 |
|---|---|
| 目的 | ①患者の価値観を尊重した意思決定支援を行うことができる<br>②チーム医療のなかで、意思決定支援における看護職の役割を考え、実施すること |
| 目標 | ①意思決定支援が必要な場面に気づくことができる<br>②患者の意向や価値観を確認し、医療チームで共有できる<br>③コミュニケーション技法など技術を意識しながら意思決定支援を実施することができる<br>④患者の意向や価値観を医療チームで共有するために記録ができる |
| 病院規模 | 病床数：527床／職員数：1289人（看護師703人　看護師・助産師・保健師・准看護師含む）／看護配置：7対1（2024年9月1日現在） |

### この研修のポイント！

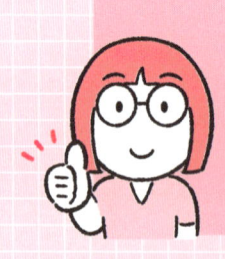

組織全体を巻き込んだ意思決定支援研修です。総看護長のメッセージから始まることで、参加者は研修の意義を感じ、使命感をもって臨むことができたのではないでしょうか。また、まずは研修を支えるファシリテーター育成に力を注いだことが効果的な研修につながっていることもわかります。さらに、医師や看護管理者の話を聞くことで、意思決定支援の場面で看護師に求められる姿が明確になり、多職種連携も促進できる研修になっていますね。

**研修のきっかけ** 「意思決定支援」の体制整備へ

### 倫理綱領の追加と看護師が抱えるジレンマ

　2021（令和3）年3月に日本看護協会が公表した看護職の倫理綱領[1]には、「看護職は、人々の人権を尊重し、人々が自らの意向や価値観にそった選択ができるよう支援する」と「**意思決定支援」に係る内容が追加**されました。

　倫理綱領が追加された同時期に、トヨタ記念病院（以下、当院）看護室では「日頃の業務に翻弄され自身が大切にしている看護を行うことができていない」「患者の人生観を聞いたことがない」「患者が何を大切にしているかわからない」というジレンマを看護職が抱えていることが明らかになりました。実際の現場でも、患者が高齢・認知症があるというだけの理由で、医師と家族で治療方針が決定される場面や、看護職が確認している情報を医師や多職種と共有できていない状況がありました。また、看護職は、インフォームド・コンセントに同席しても、ただ同席しているだけの状況が見受けられました。

　そのようななか、2021年の当院看護室方針として「**意思決定支援の体制整備」に取り組む**ことが決定され、今回の研修開催に至りました。その活動のなかで、**医師や多職種と協同した意思決定支援を行うきっかけづくりとして、医師も交えた研修会の開催も企画**しました。

## **研修の内容** コミュニケーションスキル"NURSE"と講演

### コミュニケーション研修の概要（表1）

　コミュニケーションスキル"NURSE"は、日本看護協会が編集協力して出版された書籍の『緩和ケア教育テキスト』[2]内でも紹介されるなど、がん看護領域全体に広まりつつあるコミュニケーションスキルです。NURSEは「**共感するスキル**」のひとつであり、患者・家族の思いや感情を意識的に聴き、寄り添い感情表出を促します[3]。NURSEはがん領域で使用されていますが、がん以外の疾患においても活用ができるスキルであり研修を開催することにしました。

　当院では、『患者の感情表出を促すNURSEを用いたコミュニケーションスキル』（日本がん看護学会監修・医学書院・2015年）の編集委員でもある国立がん研究センター東病院看護部長の栗原美穂先生を講師に招き、2021年に**"NURSE"についての講演会**を開催し、基礎的知識を学びました。

　NURSEのトレーニングには、**ファシリテーターが重要**だといわれています。そのため、国立がんセンターで開催されている公開がん看護研修「コミュニケーションスキル」研修

（2022年）、「コミュニケーションスキルトレーニング」アドバンス研修（2023年）へ2人の看護主任を派遣し、**ファシリテーターの育成**を行いました。院内でのコミュニケーション研修のファシリテーターは、この2人の看護主任が行いました。

| 開催年 | 概要 |
|---|---|
| 2021年 | コミュニケーション技法"NURSE"についての講演会 |
| 2022年 | ファシリテーター育成　2名（看護主任） |
| 2022年 | 公開がん看護研修「コミュニケーションスキル」研修／国立がん研究センター中央病院 |
| 2023年 | コミュニケーション技法"NURSE"の研修 |
| 2023年 | ファシリテーター育成　2名（看護主任） |
| 2023年 | がん看護研修会「コミュニケーションスキルトレーニング」アドバンス研修／国立がん研究センター東病院 |

表1　2021〜2023年度「コミュニケーション研修」の概要

### ▶ 導入研修：「意思決定支援」に関する基本的な知識（表2）

「導入研修」においては、当研修を企画した背景や意思決定支援における看護職の役割について、「**倫理綱領**」や「**看護業務基準**」を用いて説明を行いました。

　また、バッドニュースを受けた際の患者の反応について、理論を用いて説明することで意思決定支援における看護職の役割をより理解してもらえるようにアプローチしました。

| 時間 | 内容 | 担当者 |
|---|---|---|
| 18:00〜18:10 | 総看護長からのトップメッセージ | 総看護長 |
| 18:10〜18:25 | 意思決定支援における看護職の役割 | がん性疼痛看護認定看護師 |
| 18:25〜18:40 | バッドニュースについて | 皮膚・排泄ケア認定看護師 |

表2　2021年度「導入研修」のタイムケジュールと内容

### ▶ 2023年度コミュニケーションスキル"NURSE"研修の具体的な内容（表3）

　"NURSE"研修の「ロールプレイ」は、参加者が体験的にスキルを身につけるために行います。グループの全員が看護師役または患者役を担いました。

　本来は、看護師役、患者役の両方を行うことが望ましいと考えられていますが、時間の都合上、今回はどちらかの経験になりました。

| 時間 | 概要 | 内容 | 担当者 |
|---|---|---|---|
| 13:00 〜 13:10 | オリエンテーション | 方針説明 | がん性疼痛看護認定看護師 |
| 13:10 〜 13:40 | 講義30分 | 意思決定支援の考え方・基本姿勢 | 協同意思決定支援チームリーダー |
| | | | 重症患者対応メディエーター |
| 13:40 〜 14:10 | 講義15分 | "NURSE" の説明 | 公開がん看護研修「コミュニケーションスキル」受講者2名 |
| | 演習説明 | 演習説明 | |
| 13:40 〜 14:15 | 移動 | 移動（3グループに分かれる） | ファシリテーター　看護師3名 |
| 14:15 〜 14:50 | 演習35分 | ロールプレイ① | ファシリテーター　看護師3名 |
| | | ファシリテーター　看護師3名 | |
| 14:50 〜 15:00 | 振り返り10分 | 振り返り（各グループ） | |
| 15:00 〜 15:10 | 休憩 | 休憩 | |
| 15:10 〜 15:40 | 演習30分 | ロールプレイ② | ファシリテーター　看護師3名 |
| | | ファシリテーター　看護師3名 | |
| 15:40 〜 15:50 | 振り返り10分 | 振り返り（各グループ） | |
| 15:50 〜 16:00 | まとめ | 研修の振り返り | 皮膚・排泄ケア認定看護師 |
| | | アンケート案内 | 脳卒中看護認定看護師 |

表3　2023年度「コミュニケーションスキル "NURSE" 研修」のタイムスケジュールと内容

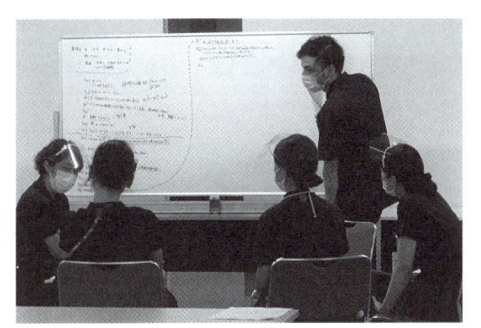

写真1　研修の実際の様子

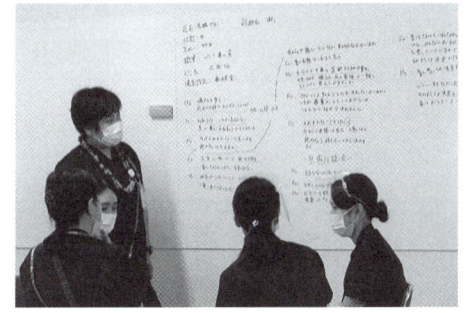

写真2　ロールプレイにはホワイトボードを使用

## 🚩 医師と看護長による「意思決定支援講演会」

> 2021年度　依頼テーマ「意思決定支援における医師の役割と看護職に求める役割」
> 2023年度　依頼テーマ「意思決定支援を多職種で推進していくために必要なこと
> 　　　　　　　　医師の思いと看護職に求めること」
> 　　　　　　　　　　　　対象：全職員（医師・看護職・コメディカル）

「意思決定支援講演会」は、医師と看護職それぞれの立場から、**意思決定支援を多職種協働で推進するために必要な内容**を講演する目的で計画されました。医師には院長をはじめ

チーム医療

とする各診療科の部長、看護職には総看護長と副総看護長に講演を依頼しました。

　講師の方々からは、これまでに遭遇された様々な意思決定の場面に基づき、その時の思いや、その場に同席する看護職に求められる役割についてお話いただきました。医師の事例では、医学モデルだけではない意思決定支援に関する患者への「医師の思い」を聞くことができました。総看護長や副総看護長の講演では、「看護室の理念」を振り返ることができる内容を共有していただきました。

| テーマ：意思決定支援における医師の役割と看護職に求める役割 | | | |
|---|---|---|---|
| 日程 | 講演時間 | 講師 | 内容 |
| 9月 | 30分 | 副院長 | 意思決定支援における看護職への期待 |
| | | 循環器内科医師 | 腹部大動脈瘤の意思決定、プロセスの事例紹介 |
| 9月 | 30分 | 副院長 | ACP　DNAR |
| | | 呼吸器内科医師 | 肺癌終末期患者の意思決定支援の事例紹介 |
| 10月 | 30分 | 副院長 | 意思決定支援〜自分にできること〜 |
| | | 消化器外科医師 | 消化器外科がん患者の意思決定支援 |
| 10月 | 30分 | 副院長 | 産科における意思決定支援 |
| | | 産婦人科医師 | 虐待、多胎妊娠など倫理的問題 |
| 10月 | 30分 | 集中治療科科部長 | 救急救命の現場での意思決定支援 |
| | | 医師 | 理性的思考　非理性的思考　「惨め」にしない |
| 10月 | 30分 | 神経内科部長 | 神経疾患診療の患者・家族支援をめぐって |
| | | 医師 | 筋萎縮性側索硬化症患者の支援を中心に |
| 11月 | 30分 | 腎臓内科部長 | 意思決定支援 |
| | | 医師 | 腎不全患者急増リスク　CKD管理　多職種協働 |
| 11月 | 30分 | 小児科部長 | 小児科領域での意思決定支援 |
| | | 医師 | 事例紹介　問題とプロセス |

表4　2021年度「意思決定支援講演会」のタイムスケジュールと演者

| テーマ：意思決定を多職種で推進していくために必要なこと　医師の立場から | | | |
|---|---|---|---|
| 日程 | 講演時間 | 講師 | 内容 |
| 9月7日 | 20分 | 循環器内科部長 | 意思決定支援について考える |
| | | 医師 | |
| 11月10日 | 20分 | 副院長 | 意思決定支援 |
| | | 消化器外科医師 | 情と理のバランス　消化器外科事例紹介 |
| 12月11日 | 30分 | 副院長 | 意思決定支援〜スポーツ整形より〜 |
| | | 整形外科医師 | 「生きる」意思決定支援 |
| 1月28日 | 20分 | 病院長 | 意思決定支援<br>〜当事者意識をもつこと〜 |

表5-1　2023年度「意思決定支援講演会」のタイムスケジュールと演者

| テーマ：意思決定を多職種で推進していくために必要なこと　看護職の立場から | | | |
|---|---|---|---|
| 日程 | 講演時間 | 講師 | 内容 |
| 9月7日 | 15分 | 総看護長 | 私の考える意思決定支援 |
| 10月4日 | 15分 | 副総看護長 | 共同意思決定プロセス |
| 10月4日 | 15分 | 副総看護長 | ACPについて |
| 11月10日 | 15分 | 副総看護長 | 心理的安全性を高めるコミュニケーション |
| 12月11日 | 15分 | 副総看護長 | 心に残っている意思決定の場面 |
| 1月8日 | 15分 | 総看護長 | よりよいACPを支援するために |

表5-2 2023年度「意思決定支援講演会」のタイムスケジュールと演者

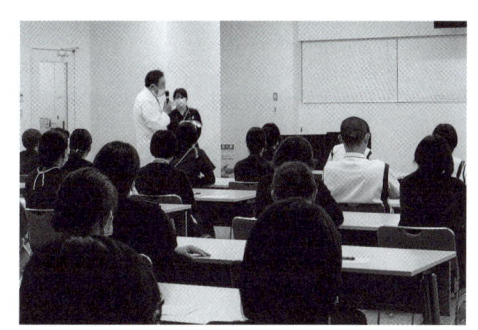

写真3　真剣に講演を聴く受講者

## 研修のポイント　ファシリテーターとオブザーバーが鍵

### ポイント1　最初の動機づけ！　トップの価値観を聞き、共有する

　2021（令和3）年に意思決定支援研修を開催するにあたり、冒頭で総看護長よりトップメッセージが発信されました（174ページ「導入研修」）。また、講演会の核は意思決定についての考え方を様々な立場・経験からお話いただき、医師・看護職で共有することです。これは、共同意思決定の考え方「医療者と患者が協働して、患者個人の関心・嗜好・目標・価値観に沿った、患者にとって最善の医療上の決定を下す」[4]につながると考えます。

　今回、病院を牽引している立場の医師や看護職の人々に講演してもらったことは、実践の場で活躍する医師や看護職に向けたメッセージとなり、組織全体で意思決定支援を推進していくために重要なプロセスであったと実感しています。

### ポイント2　実践につながるロールプレイ

　"NURSE"のトレーニングでは、ロールプレイ中にも、看護師役、オブザーバーが話し合いながら進行していきます。その際に、大切な場面に気づき、進行できるのは、研修を受けた者がファシリテーターを行ったからだと考えます。また、ロールプレイでは、オブ

チーム医療

**ザーバー**の役割も大きく、

> ①評価や批判でなく、説明的に　②一般論ではなく、具体的に
> ③受け手の反応に注意する　　　④フィードバックの量を限定する
> ⑤謙虚にフィードバックする　　⑥行動に焦点を当てる
> ⑦受ける側の利益を考える　　　⑧情報を共有する態度

の8つのポイントに注意しながらフィードバックを行うように心がけました[5]。ファシリテーターからも相手の考えを否定することなく常に共感的にかかわるようアドバイスがありました。

## 研修の成果　参加者からの声

### ▌コミュニケーションスキル"NURSE"を用いたロールプレイ

研修の成果として、参加者に5段階の満足度調査を行いました。参加者の91％が今回の研修は今後の実践に役に立つと回答しました。参加者からは、次のような感想が聞かれていました。

> 「NURSEの技法を意識するのとしないのとでは、患者から引き出せる情報が大きく異なることに驚いた」
> 「患者の感情に焦点を当てることにより患者の思いをくみ取ることの大切さに気づいた」

### ▌意思決定支援講演会

アンケートには、

> 「医師が意思決定支援に寄り添っていてものすごいと思いました」
> 「医師が外来の短い時間のなかで何度も気持ちを聞かれていてすごいなと思いました」
> 「事例が興味深かったです。医師の心情的な面も聞けてよかったです」

など、医師の意思決定支援に関する思いや行動を知る機会になったことへの言及がありました。そして、

> 「多職種でかかわることで、患者の気持ちを理解する大切さを改めて感じました」
> 「患者さんの気持ちは多職種へも共有していく必要性を感じました」
> 「医師や多職種と協力してACPをしっかりと考えていきます」

など、意思決定支援での多職種協働について深めることができたように考えます。
さらに、

> 「看護師は何をしたらいいのかが明確になったような気がします」
> 「患者・家族が生じやすい思いなどを勉強して、意思決定支援についての知識を深めていきたい」
> 「患者の気持ちに寄り添い、不安や思いを表現させてあげられるような看護師になりたいと思いました」
> 「患者の気持ちに寄り添い、医師、患者、家族のつなぎ役になれるように今後もかかわっていきたいと思いました」

など前向きな意見が記載されており、意思決定支援での看護師の役割の発揮に期待ができると考えます。
また、講師の医師からも、

> 「意思決定支援について考えるよい機会になった」
> 「意思決定支援について看護師と話しやすくなった」
> 「話しにくい話をするときに看護師がいてくれるのはありがたい」

などの意見もあり、相互のコミュニケーションを促進する機会にもなったと考えます。

**参考・引用文献**

1) 公益社団法人日本看護協会：看護職の倫理綱領, https：//www.nurse.or.jp/home/publication/pdf/rinri/code_of_ethics.pdf（最終アクセス日：2024/10/11）
2) 田村恵子編：緩和ケア教育テキスト がんと診断された時からの緩和ケアの推進, メディカ出版, 2017.
3) 一般社団法人日本がん看護学会著, 国立研究開発法人 国立がん研究センター東病院看護部編：がん看護実践ガイド 患者の感情表出を促すNURSEを用いたコミュニケーションスキル, 第1版, 医学書院, 2, 2015.
4) 小松康弘：患者参加型医療が医療の在り方を変える, 21世紀医療のパラダイムシフト, 国民生活研究 59（2）, 56-58, 2019.
5) 一般社団法人日本がん看護学会著, 国立研究開発法人 国立がん研究センター東病院看護部編：がん看護実践ガイド 患者の感情表出を促すNURSEを用いたコミュニケーションスキル, 第1版, 医学書院, 102-103, 2015.

チーム医療

# 多職種間の交流も促進！
# 「院内ファシリテーター養成研修会」

滋賀県立総合病院　小菅邦彦

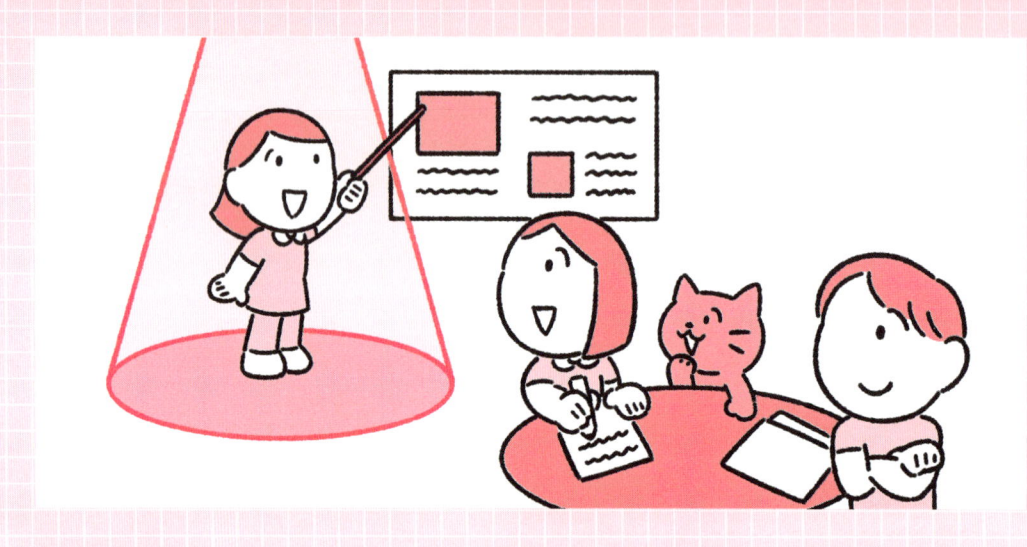

| 対象 | 当院職員（看護師、放射線技師、医師、臨床検査技師、管理栄養士、薬剤師、理学療法士、事務職、臨床工学技士がこれまでに参加） |
|---|---|
| 目的 | ①院内ファシリテーターの養成：各分野での業務を支援するファシリテーターの育成<br>②多職種間の交流促進：医師、看護師、メディカルスタッフ間の理解と連携を深める |
| 目標 | ①ファシリテーションの基本スキルを実践で活用できる<br>②会議やワークショップを効果的に設計・進行できる<br>③建設的なフィードバックを提供し、参加者の成長を支援できる |
| 病院規模 | 病床数：535 床／職員数：1138 人（看護師 548 人）／看護配置：7 対 1（2024年 10 月現在） |

## この研修のポイント！

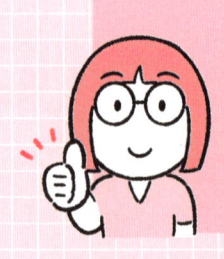

多職種を対象としたファシリテーター育成に取り組んでいるのは、全国でも滋賀県立総合病院だけだと思います。「3-3-3 方式」（命名：小菅先生。詳細は本文）を導入し、研修の学びを実践に生かし、次回は実践報告と共有から始める仕組みを実現しています。意図的に振り返りの機会を設けることで、経験学習モデルのサイクルが回りやすい設計となっています。また多職種で企画し、継続的に開催できているのもすばらしい点ですね。継続は力なりです。

地域に根ざした質の高いファシリテーターを
育成したい！

### 🗨 地域医療の強化と優秀なファシリテーターの必要性

　滋賀県では、滋賀県地域医療再生計画の一部予算を使い、2012（平成24）年度から「地域医療をチームで担う人材育成研修」を始めました。この研修は、滋賀県の成人病治療の基幹病院として設立された、滋賀県立成人病センター（現・滋賀県立総合病院、以下、当院）が中心となり、県内の多職種を対象に行われました。研修は1年間に10回、院内や県内の複数の施設で開催されました。

　この研修の一環として、組織を活性化させ成長させるため、優秀なファシリテーターの養成が必要となりました。そこで、2016（平成28）年度に「ファシリテーター育成研修」が、多職種連携のスキルアップを目指して開催されました。

　この研修は、急性期から在宅医療につなぐ、地域に根ざした質の高いファシリテーターの養成を目標としたもので、1年間に6回開催されました。研修の指導には、京都大学医学部附属病院の総合臨床研修・教育研修センターから故・伊藤和史准教授（当時）と内藤知佐子助教（当時）が参加しました。

　このファシリテーター養成研修会は一定の成果をあげて終了しましたが、同様の多職種対象の研修会を院内でも継続できないかという要望が当院のスタッフから出ました。そこで、筆者が当院に新設された教育研修センター長に就任したのを機に、院内職員向けのファシリテーター養成研修会を企画しました。それが本書で紹介する「院内ファシリテーター養成研修会」です。

　研修開始時には、内藤先生にディレクターをお願いしました。インストラクターは、すでにファシリテーター養成研修会を受講またはアシストした経験のある多職種の職員が務めました。筆者は初期研修医の指導医であり、アメリカ心臓協会認定のACLSコース、日本内科学会認定のJMECCコース、日本救急医学会認定のICLSコースでの指導経験がありました。他のメンバーには、前院長で再雇用の地域支援研修センター長、看護部の緩和ケアセンターの副センター長、看護部の専門看護師、管理栄養士の栄養指導部長、そして総務係の事務職2人でした。


### **対象** 多職種対象でも、看護師の参加が多くモチベーションも高い

　この研修は年に一度開催されており、2024年度で8年目を迎えます。初回から当院の職員を対象としており、年度始めに院内メールを使用して受講生を募集しています。これまでの受講生は、看護師、放射線技師、医師、臨床検査技師、管理栄養士、薬剤師、理学療法士、事務職、臨床工学技士の順に多く参加しています。

参加人数が多く、研修のモチベーションが高いのは看護師です。日常業務のなかで患者についてのカンファレンスの進行役を務めたり、看護ラダーのなかで後進の育成係を担当したりする機会が多いため、**ファシリテートスキルを身につけたいという動機が明確**であることが理由と考えられます。

　メディカルスタッフは、まず部門別のトップまたは次席の職員がこの研修を受け、その有効性を実感した後、年功序列的に参加を促しています。しかし、医師は多忙を理由に、また研修のメリットが十分に伝わらないためか、在籍者数の割に参加者は少ないのが現状です。事務職も診療から遠い位置にいることや、県の公務員として別の研修があるため、参加者は多くありません。

## 研修の目的と目標　多職種が同時に研修を受ける意義

　研修の第一の目的は、**院内のファシリテーターを養成すること**です。日常診療だけでなく、救急、感染対策、緩和ケアなど、業務が多岐にわたる病院では、それぞれの分野でファシリテーターが必要とされます。当院ではこれまでファシリテーターを養成する研修会が存在しなかったため、この研修の必要性は非常に高いものとなっています。

　研修の第二の目的は、**院内の多職種間の交流を深めること**です。医療現場では、医師、看護師、各種メディカルスタッフが働いており、それぞれの職種ごとに学会をはじめとして研修の機会が多くありますが、多職種が同時に研修を受ける機会は少なくなっています。日常臨床でも電子カルテや記録の上ではお互いを知っていますが、職種ごとの思いや、どのようにその職種の仕事をしているかは他の職種には見えないのが実情です。

　当院のファシリテーター養成研修会は、これらの目的を達成するためのカリキュラムが組まれています。

## タイムスケジュール　出席率アップのために考えておきたいこと

### 「3-3-3方式」で出席率アップ

　職員は日常業務で多忙です。この多忙な職員に、たとえ有意義であっても一定の時間を要する研修を受けてもらうためには、**タイムスケジュールに工夫が必要**です。さらに、単発の講習会や研修会ではその場限りの満足に終わり、効果が持続しない可能性が高いです。

　これらを考慮し、研修会は**1回3時間、約3か月の間隔を置いて年に3回行う**ことにしました。この形式を個人的には**「3-3-3方式」**と呼んでいます。

　研修時間は、比較的出席しやすいと思われる**金曜の午後、13時から16時に設定**しました。勤務終了後では、そこから3時間の研修は疲労がたまり集中力が低下すると予想され

ます。また、休日の研修では出席に強いモチベーションが必要で、出席者が少なくなる可能性があります。金曜の午後は他の曜日や時間帯よりも出席率の高さを期待され、実際に出席率も高かったため、これまでこの時間帯を踏襲しています。

| 時間 | 第1回の内容 | 時間 | 第2回の内容 | 時間 | 第3回の内容 |
|---|---|---|---|---|---|
| 13:00 | 開会の挨拶、コースの説明 | 13:00 | 開会の挨拶とアイスブレイク | 13:00 | 開会の挨拶とアイスブレイク |
| 13:10 | アイスブレイク | 13:10 | GD：実践の報告と共有グループごとの発表 | 13:15 | 講義：デザインする力、チームの対立GD：ファシリテートの基本スキル |
| 13:30 | 講義：ファシリテーターとは | 13:30 | 講義："聴く"スキルGW：ホワイトボードミーティング | 13:35 | GW：事例選定（各グループ2例） |
| 14:00 | GW：アイスブレイクを考えよう | 14:10 | もぐもぐタイム | 13:50 | GW：事例検討1例目の検討と発表 |
| 14:30 | GW：アイスブレイクの発表 | 14:25 | 各グループ発表 | 14:15 | 休息しながら各グループ発表 |
| 15:00 | もぐもぐタイム | 14:35 | GW：互いの職種と価値観 | 14:30 | GW：事例検討2例目 |
| 15:10 | 前年度修了者による実践の報告 | 15:15 | 休息しながら他のグループのホワイトボードを見る | 14:55 | 休息しながら各グループ発表 |
| 15:20 | 講義：指導のコツ | 15:25 | 各グループ発表 | 15:10 | 内藤先生による総括レクチャー |
| 15:30 | 個人ワーク（箱埋め問題と承認度チェック） | 15:40 | 講義：リーダーシップとファシリテート | 15:40 | 本日の振り返りと終了の挨拶 |
| 15:45 | 本日の振り返りと終了の挨拶 | 15:50 | 本日の振り返りと終了の挨拶 | 15:50 | 病院長による修了証授与記念写真 |
| 16:00 | 終了、後片付け | 16:00 | 終了、後片付け | 16:00 | 終了、後片付け |

表1　研修のタイムテーブル　　　　　　　　　　　* GW：グループワーク　GD：グループディスカッション

## 研修の内容　短時間で効果的な研修を実現

### カリキュラムを精選、半分に凝縮

　短時間で効果的な研修を行うためには、カリキュラムの精選が必要です。内藤先生には、忙しい市中病院の職員が**効率的かつ効果的にファシリテートスキルを身につけられるよう**お願いしました。もともと年に6回、1回半日で行われていたコースを、1回3時間、年に

チーム医療

3回のコースに凝縮・短縮していただきました。具体的なタイムテーブルを表に示します（表1）。

### ◆第1回（場づくり）

　初回は「場づくり」をテーマにします。研修は「アイスブレイク」から始まり、その後、ファシリテーターとは何かを講義で説明します。続いて、各グループで実際にアイスブレイクを考えてもらい、それを他のグループに実践してもらいます。

　次に、「もぐもぐタイム」としてお菓子と飲料で和気藹々（わきあいあい）とした後、昨年度の研修修了生が修了後に現場で行っている実践について報告し、具体的なファシリテーター像を受講生にイメージしてもらいます。

　その後、「指導のコツ」をテーマにした講義を行います。この講義の後には個人ワークとして、自分の日頃の指導方法を再確認し、自覚した上で改善点を考察してもらいます。

　最後に、参加者全員に1人1分ずつ今回の講義で得たものを振り返ってもらいます。この第1回の講義を通じて、参加者はファシリテーターの基本を理解し、その心構えを身につけることができます。

### 第2回（聴くスキル）

　2回目の研修は「聴くスキル」をテーマとします。アイスブレイクから始まり、その後、1回目の研修の後に現場で「場づくり」で工夫してもらったことを各グループ内で発表し、全体で共有します。次に「聴くスキル」についての講義が行われます。

　講義の後にはホワイトボードミーティングのグループワークが行われます。テーマは「レクリエーション」で、各グループは1人10,000円の予算で休日に行うレクリエーションを相談し、まとめて発表してもらいます。これは全3回の研修のなかで一番盛り上がります。「もぐもぐタイム」の後、「互いの職種と価値観」をテーマに、自分の職種の学歴、職務の内容、日頃心がけていることを各グループ間で話し合い、全体で共有します。このセッションでは、意外とお互いを知らないことに驚かされます。

　続いて、「リーダーシップとファシリテート」についての講義が行われ、研修は各自の振り返りで終了となります。この第2回の研修を通じて、ファシリテーターとしての理解がさらに深まると思われます。

### 第3回（構築力）

　3回目の最終回は「構築力」をテーマとします。まず、「デザインする力」についての講義を行います。その後、前回の研修後に各自が実践した事例をグループ内で共有してもらいます。さらに、各自が現在取り組んでいる困難な事例や取り組みたい事例について、

グループ内でホワイトボードを使用して検討します。これらの事例は、患者に関する具体的なことでも、そのほかの様々な活動でもよしとしています。お菓子と飲み物でリラックスしながら、各グループが発表を行います。

最後は内藤先生によるレクチャーで締めくくりとなります。毎回、ファシリテートの最新の話題を提供してもらっています。

研修の最後には、当院の総長から一人ひとりに修了証が授与され、全員で記念撮影をして終了となります。COVID-19の流行前は、この後にスタッフと受講生で打ち上げ会を行っていました。

## 研修のポイント　多忙な職員も集中。安心安全の環境づくり

3回のコースを通じて、我々研修スタッフが心がけているのは、コースのテーマである**「安心安全」の環境をつくる**ことです。また、3回の研修が独立した単発のものにならないように、**研修と研修の間を研修の実践期間**と位置づけています。

### ポイント1　会場設定

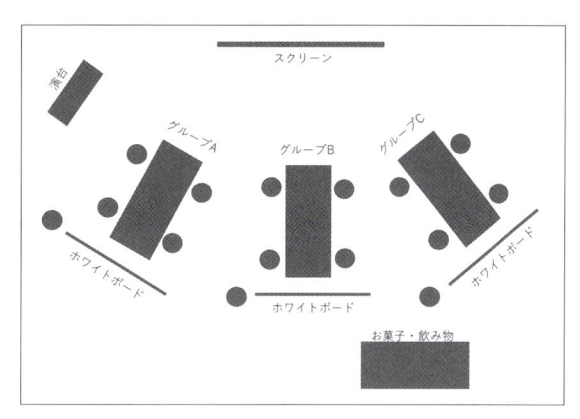

図1　会場セッティング例

毎回、3つのグループで研修を行いますが、ホワイトボードの使用も考慮し、院内の幹部職員が毎月の運営会議を開催する広めの講義室を使用しています。テーブルは正面のスクリーンに向けて島型に3台配置し、ひとつのテーブルに4〜5名の受講生が座るようにしています（図1）。

**各テーブルの横にホワイトボードを置き、各テーブルには1人のインストラクターを配置**します。テーブルの間隔など空間的な余裕を持たせました。

お菓子と飲み物は後方のひとつのテーブルに置き、休憩時間には自然とその周りにインストラクターと受講生が集うようにしています。ただし、COVID-19流行下で感染対策が必要な時期には、お菓子は個別包装にし、飲み物も各自にペットボトルや缶コーヒーを1本ずつ提供する形にしました。また、第5回の3回目の研修会の際には、院内にCOVID-19のクラスターが発生している時期でもあり、院内の研修会としてはじめてZoomを使用し、受講生は会場外から参加する形式にしました。

チーム医療

研修は勤務時間中に行われますが、研修の3時間はあえて**職務専念義務のない時間**として設定し、受講生には総務係に届出をしてもらいました。また、研修中は院内のPHSを受付で預かり、職場からの連絡があっても直接つなげず、緊急でない用事は伝言を記録して研修後に伝えるようにしました。これにより、受講生が研修に集中しやすい環境づくりを行っています。

なお、研修中のインストラクター3〜4人と総務係職員2人は勤務中ですが、受講生は職務専念の義務から離れることで、研修中に飲食がしやすくなっています。ただし、当院は公立病院であるため、お菓子や飲料の金銭的補助はありません。このため、教育研修センター長が私費でお菓子や飲料を賄っています（約2,000円程度）。

内藤先生が最初に作成されたカリキュラムが効果的であったため、基本的なフォーマットは変えず、毎年踏襲するようにしました。第2回の研修からは院内のスタッフが研修を運営しています。内藤先生は3回の研修のうち3回目の研修会だけ参加するようになりました。

この間、インストラクターや総務係のなかでも人事異動があり、研修メンバーの入れ替わりもありました。しかし、カリキュラムのフォーマットを固定し、タイムテーブルも微調整しながら毎年継続しているため、**新しいメンバーに研修会の内容を伝えやすく、研修の継続に役立っています**。運営側は毎回ゼロから始めるわけではないので、日常業務と並行して負担なく研修を運営できています。

もちろん、毎回の研修前には前年度の振り返り記録を参照し、運営やインストラクション方法の改善を相談しています。研修後にも振り返りの時間を設け、次年度にその経験を生かすよう、PDCAサイクルを心がけています。

## 研修の成果　自ら「安全基地」になる意識の芽生え

### スキルと知識の向上

専門看護師の松本が第3回までの参加者にアンケート調査を行い、その結果を2021（令和3）年度日本看護学会で「院内ファシリテーター養成研修会の現状と課題」というタイトルで発表しました。このアンケートは53名を対象とし、自記式質問用紙を用いて行われました。調査内容は、研修内容のファシリテーションスキルや知識について得られたこと、気づいたこと、研修の課題などです。53名が回答しました。

第1回の研修で受講生が気づいたこととして、「場づくりの大切さ」や「他者を承認することの重要性」がそれぞれ92％、54％の回答で挙げられていました。自分が「安全基地」となり、信頼関係を構築することの大切さに気づいた受講生が多くいました。

　第2回の研修では、「チームメンバーの発言を引き出すための™ "きくスキル" の重要性」が47％、「ホワイトボードによる可視化の有用性」が84％の回答で挙げられました。チームメンバーの発言を引き出すなかで、自分自身の考えへの気づき（内省）が生成されていました。

　第3回の研修では、「チーム内の意見の対立も必要なこと」や「ゴールの共有と腹落ちを意識して対話を重ねる重要性」に気づいたと、それぞれ37％、59％の回答がありました。他の職種の価値観を知ることができ、多職種連携の大切さを身をもって実感したとのことでした。

### 📌 持続的な研修の必要性

　研修の課題として、「年3回の研修ではスキルの習得には回数が少ない」「さらなる訓練やフォローが欲しい」といった意見がありました。結論として、多職種がファシリテートスキルを得て相互理解につながった研修であったものの、継続したさらなる研修が望ましいということでした。

　これまでのファシリテーター研修の修了者は、院内の各分野で指導的、中堅的な立場として活躍しています。また、ファシリテーター研修の修了者には、次年度の「ジャンプアップセミナー」と称する院内研修会の講師を務めてもらっています。このジャンプアップセミナーは、年に数回、約1時間の研修で、各自の専門とする分野で多職種の業務に有効なテーマで講演してもらい、好評を得ています。これらの活動を通じて、研修の実践を日常業務で継続しています。

> **まとめ！**
>
> このような研修は費用対効果の判断が難しく、また日常の業務の合間で行うのは大変です。しかし、幸いにも我々は良き講師と良きフォーマットを得て、小規模ながらも継続してファシリテーター養成研修会を実施することができています。筆者自身も今年度末で定年を迎え当院を退職しますが、後継者に引き継いでこの研修が継続されることを祈っています。

チーム医療

# 5 つながるリフレクションの場「ナラティブ報告会」

松山赤十字病院　浅野安彦

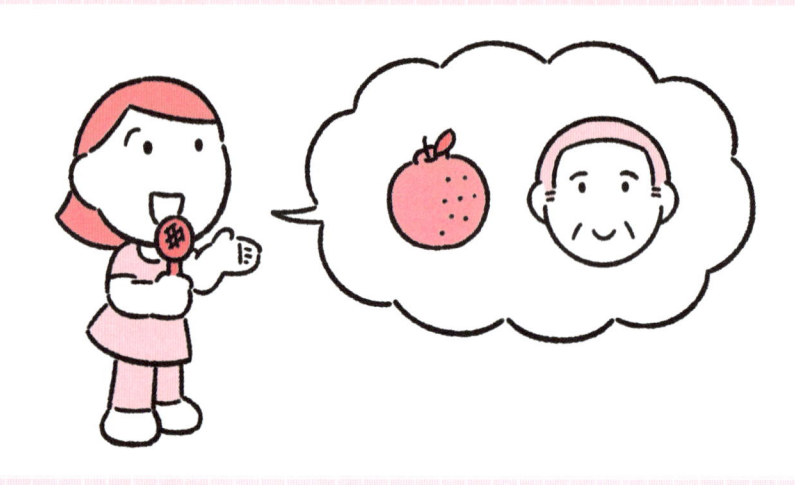

| **対象** | 全看護職員<br>発表者：実践者ラダーの各レベルからベストナラティブに推薦された看護職員 |
| --- | --- |
| **目的** | 他者の看護実践を聴くことで、看護の力を実感し、今後の活力につなげる |
| **目標** | ①他者のナラティブを共有する<br>②自身の看護を振り返る<br>③他者のナラティブを聴くことで、今後のナラティブ記述の参考にできる |
| **病院規模** | 病床数：585 床／職員数：1562 人（看護師 788 人）／看護配置：7 対 1（2024年 10 月現在） |

**この研修のポイント！**

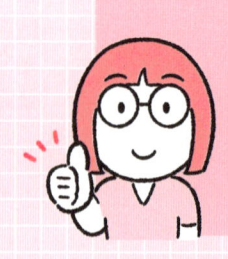

昔は夜勤時に先輩の看護観を聴く機会がありましたが、コロナ禍以降、そうした場が減っているのではないでしょうか。自身の看護を語り、他者の語りを通じて看護観を育てる場が求められています。浅野さんが書いているように、ナラティブの場がリフレクションの場につながっていることがわかります。各ラダーから発表者を選出する工夫もあり、若手の発表は先輩に初心を思い出させ、先輩の発表は若手に未来の自分を描かせることが期待できます。

ナラティブが苦手な看護師にも
「できる！」と思ってほしい！

### 🚩 「キャリア開発ラダー」の導入から「ナラティブカフェ」を開催

　松山赤十字病院（以下、当院）は、看護職員が自らのキャリアプランを選択・作成し、能力開発を行うことを目的として、2005（平成17）年度に「松山赤十字病院看護部キャリア開発ラダー」を導入しました。2008（平成20）年度からは、日本赤十字社が推奨する「赤十字施設の看護師キャリア開発ラダー」へ移行し、看護師のキャリアアップを図っています。キャリア開発ラダーでは、**自身の印象に残った看護場面のナラティブ記述**を申請要件のひとつとしています。

　しかし、看護実践をナラティブで表現することが難しいという問題がありました。そのため、ナラティブに関する様々な研修を行ってきましたが、看護師たちがナラティブを書けない状況が続いていました。そこで、2015（平成27）年に**「ナラティブワークショップ」**を開催し、2016（平成28）年にはナラティブを共有する場として**「ナラティブカフェ」**を開催しました。

　ベテラン看護師は、ナラティブの記述には苦手意識があるものの、題材となる看護場面を語る能力に優れていることが、ナラティブカフェでわかりました。ナラティブの記述方法がわかると、すばらしいナラティブが表現できるようになりました。認定委員からは、「この貴重な実践を皆で共有したい」という意見が出ました。また、当時の看護部教育担当からは、「ナラティブの記述が苦手なスタッフに、こんなふうに書けばいいのか。私にもできそう、と思ってもらいたい」という意見があがりました。そこで、2017（平成29）年に**「ナラティブ報告会」**を開催しました。これが、本書で紹介する「ナラティブ報告会」誕生のきっかけです。

##  「ナラティブ報告会」発表者はどう選出するか

　日本赤十字社医療事業推進本部から出されている「赤十字施設の看護師キャリア開発ラダー」の基本となる「実践者ラダーの領域と概念図」[1]は、赤十字の領域が中心にあり、赤十字を取り巻く形で臨床実践能力を表し、マネジメント、教育・研究、グローバルヘルスの領域が続きます。らせん状に渦巻いているのは、赤十字の人材育成のキー概念である**「リフレクション」**を表しています[2]（図1）。ラダー認定までの過程は図2で示されています。

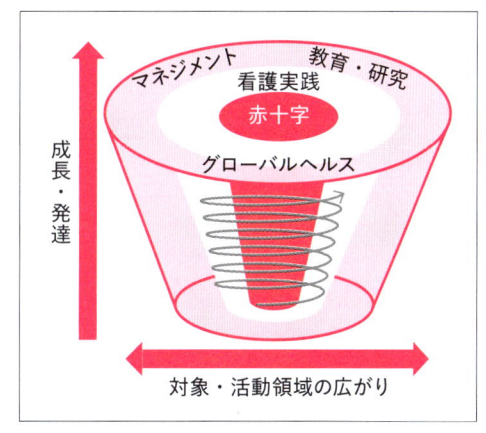

図1　実践者ラダーの概念図

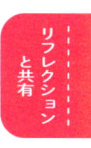

「ナラティブ報告会」での発表事例の選出は、前年度の「赤十字施設の看護師キャリア開発ラダー」の実践者ラダー認定者から行っています。当院では、2016（平成28）年より認定委員が「ベストナラティブ」を推薦しています。これは、「赤十字施設の看護師キャリア開発ラダー」における当院独自の取り組みです。

2022（令和4）年度の実践者ラダー認定者は、104名で、ベストナラティ

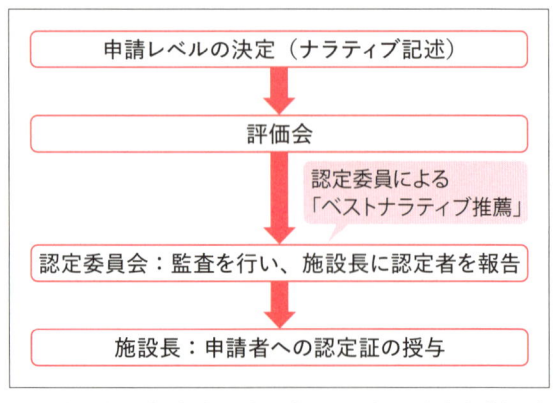

図2　実践者ラダー申請〜評価認定までの流れ一部改変「赤十字施設のキャリア開発ラダー」より

ブ事例は11例でした。そのなかから、院内の現任教育委員会で、2023（令和5）年度ナラティブ報告会で発表するナラティブ5例を選出し、発表候補としました。

### 研修の内容　ナラティブ報告会の実際

2023（令和5）年度「ナラティブ報告会」は、2023年12月に開催し、101人が参加しました。平日の終業後に1時間での開催とし、プログラムは、以下のとおりです。

**プログラム**
①ナラティブ事例5例の発表（写真1、2）
②看護部長からの謝辞
③ソープフラワー贈呈（写真3）
④記念写真撮影

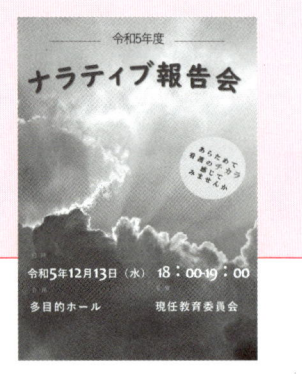

資料1　2023年度のポスター

としました。2023年度の報告会で発表されたナラティブのタイトルは、表1のとおりです。次ページに「失語症のあるAさんとのかかわりを通して考えた私の看護観」の一部を紹介します。

「認知症患者さんとのかかわりのなかで学んだこと」
「せん妄のある患者とのかかわりから振り返るコミュニケーション」
「限られた時間のなかでできること」
「患者の意思決定における看護師の役割について」
「失語症のあるAさんとのかかわりを通して考えた私の看護観」

表1　2023年度「ナラティブ報告会」で報告されたタイトル

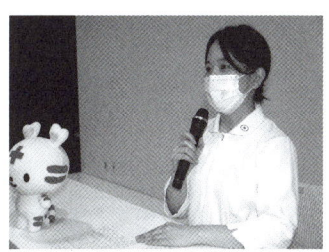
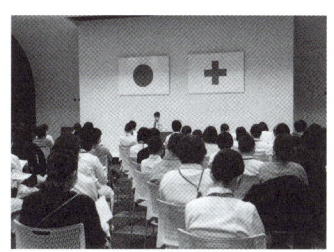
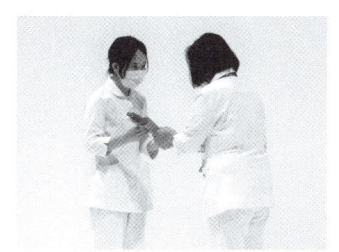

写真1　ナラティブ報告会の様子　　写真2　他者の発表を真剣に聴く　　写真3　ソープフラワーの贈呈

前ページで紹介したナラティブには、運動性失語を抱えた患者との意思疎通を図る場面が切り取られています。

「話す」という当たり前の行動がうまくできない患者に対し、背景を理解するために策を講じています。「言葉が出る」という患者の喜び、その瞬間を患者と共に喜ぶ看護師の姿、看護行為による自身の満足感、他スタッフとの喜びの共有が描写されています。

また、生活者から患者らしくなってしまう状態変化に寂しさを感じ、生活者へと引き戻したいという想いが伝わってきます。まさしく、**リフレクションが現れたナラティブ**です。

研修後アンケート（配布：97枚、回答：84人、回答率：86.6％）では、表2のような参加者からの感想がありました。

---

「心に響いて自分を振り返る機会となりました」
「若い皆さんの優しさがよく伝わりました」
「患者との何気ない1コマにも立ち止まって考えることの大切さに改めて気づいた」
「自分自身が初心にかえることができた」
「より多くのスタッフに聞いてほしい」
「感動したこの気持ちを、部署の皆に伝えたい」
「ナラティブとは何かまだ理解できていなかったので、このように考えればよいのかという理解につながった」

---

表2　アンケートの自由記載より

## 研修のポイント　思いを引き出し、共有し、成長を促す

### ポイント1　発表者の「伝えたい・語りたい」思いを引き出す

発表者には、ベストナラティブに選ばれたことを直接伝え、ナラティブ報告会で発表してほしいと依頼します。皆一様に照れくさく、恥ずかしそうな表情を浮かべますが、これまでに断られたことはありません。

発表者にはもともと、**「自分の看護を伝えたい・語りたい」**という気持ちがあります。発表を依頼されるということが、自分の看護実践・ナラティブが評価された結果と考え、人によっては不安を抱きながらも受け入れてくれるのだと感じています。

また、所属部署の管理者は、発表者に選ばれたことをともに喜び、必ず背中を押してくれます。これは、自部署のスタッフが発表することが、発表者にとって貴重な経験となり、部署全体の看護実践が評価されたと認識できるからだと考えています。

　報告会では、発表者が生の声で自身の看護実践を語ります。これにより、発表者の思いがそのまま声に反映されます。**言葉に詰まったり、抑揚がついたりするのは、それは自身の看護実践だからこそです。**研修参加者は、まるで自分がその場にいるかのように、一緒に体験している感覚になります。**生の声で語るからこそ、共有できる感覚や場面が生まれます。**

　また、発表者のナラティブ場面に入るだけではなく、参加者自身の過去の似たような場面を振り返り、リフレクションすることができます。参加者のなかには、発表者の看護実践に感動して涙を堪える人も少なくありません。

　この研修では、会場全体が温かく柔らかい雰囲気に包まれ、**「良い看護をしたね」「語ってくれてありがとう」といった参加者からの感謝の声が聞こえてくる**ように私には感じられます。

　報告会の最後には、看護部長からソープフラワーの贈呈と共に、謝意が伝えられました。これにより、発表者は他者からの承認を改めて実感し、自己肯定感が高まります。そして、参加者からの**「語ってくれてありがとう」という感謝の気持ちに会場全体が再び包まれる**ようです。

## ポイント3 発表事例は、各実践者ラダーレベルから選出する

　発表事例は、**前年度のラダー認定者の各レベルから選出**しています。

　2022（令和4）年度のエントリー者は、レベルⅠが59人、レベルⅡが31人、レベルⅢが14人でした。発表事例は、レベルⅠから2例、レベルⅡから1例、レベルⅢから2例選ばれました。

　**各レベルの発表を聴くことで、参加者のリフレクションを促進し、自身のキャリアを明確にする機会**となっています。

　発表事例を各実践者ラダーレベルから選出する理由は、各段階にある参加者のリフレクションを促進するためです。たとえば、参加者自身が実践者ラダーレベルⅡ認定者である場合、レベルⅠのナラティブを聴くことで、「あの患者さんとあんな話をしたな」「あんな失敗をしたな」「こんな看護師になろうと考えていたな」「あんな先輩や後輩がいたな」など、自身の新人時代やレベルⅠを目指していた頃、認定された当時の看護実践を想起できます。

　参加者は、その当時とは異なる現在の目線から自身の看護を振り返ることができ、成長過程を実感することができます。また、レベルⅢのナラティブを聴くことで、観察やアセスメント、多職種連携など、現在の自分と発表者の看護場面を照らし合わせることができます。これにより、**新たな課題解決への糸口や、自身のキャリアアップを考える機会**となるのではないでしょうか。

### 🚩ナラティブを共有することの効果

「ナラティブ報告会」は、キャリア開発ラダー申請の機会を発端としています。この研修材料は、**ラダー申請者が臨床の場で患者・家族と真剣に向き合い、より良い看護実践を展開しているからこそ生まれる**ナラティブです。東は「リフレクションは人が学習したりするための中核となるものとして、実践の積み重ねを助け、それが経験として蓄積された私たち看護師の基盤の1つとなります」[3]と述べています。

当院では、個人の看護実践を次のように発展させ、キャリアアップにつなげられると考えています。

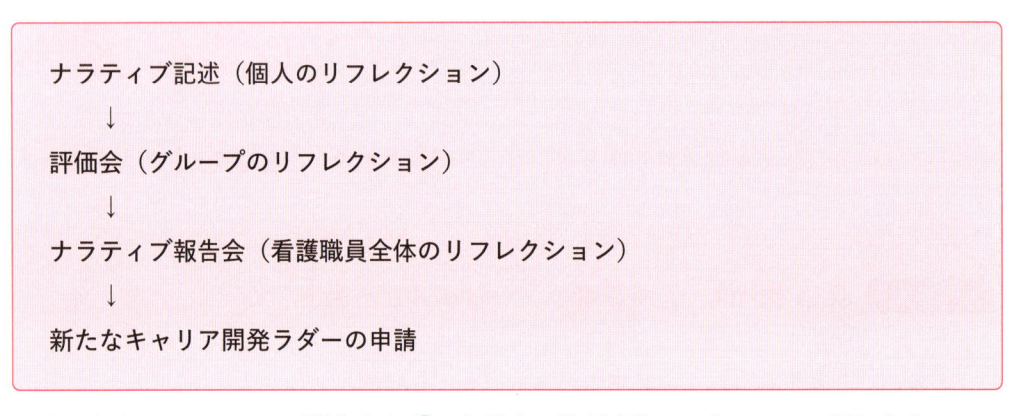

ナラティブ記述（個人のリフレクション）
   ↓
評価会（グループのリフレクション）
   ↓
ナラティブ報告会（看護職員全体のリフレクション）
   ↓
新たなキャリア開発ラダーの申請

そのなかで、ナラティブ報告会が**「つながる・拡がるリフレクションの場」**となっていると考えます。

この研修開催により、発表者の看護実践や思い、患者・家族の思い、多職種連携などを研修参加者と共有することができ、看護師の研修後の活力へとつながり、部署の垣根を越えた「看護チーム」であることを実感する機会となりました。

このナラティブ報告会は、**発表者にとって「伝え・語る看護」**の場、参加者にとって**「他者・他部署との看護の共有」**の場となっています。また、発表されたナラティブが自院のものだからこそ、参加者に親近感が生まれます。様々な部署から参加することで、日頃知りえない他部署の看護を知る機会にもなっています。参加者が自部署に戻り、研修で感じた想いを他者に語り、**新たなリフレクションへとつながっている**様子もうかがえました。

### 🚩キャリア開発ラダーの集大成の場に

当院における2015（平成27）年度の年間キャリア開発ラダー認定者は37人でしたが、2022（令和4）年度には104人まで増加し、全看護職員の77.3%がキャリア開発ラダーに認定されています。

ナラティブの記載が苦手でキャリア開発ラダーの申請が進まなかった状況が、**ナラティブに触れる機会を設けたことで改善**されました。参加者は自身のナラティブ記述のヒントを得ることができ、それがキャリア開発ラダー申請の推進へとつながっているのではないでしょうか。

　多忙な臨床の現場では、看護師同士が思いを語り合う機会は多くないと思われます。キャリア開発ラダーの申請を、単なる個人のキャリアアップにとどめず、ベストナラティブに選出された事例を全看護職員と共有することで、更なるリフレクションへとつなげる。ナラティブ報告会は、**「キャリア開発ラダーの集大成の場」** として、また、全看護職員の **「つながるリフレクションの場」** としての位置づけとなっています。

> ## ま と め ！
>
> COVID-19の影響により、2022（令和4）年度のナラティブ報告会は3年ぶりの開催となりました。参加者からは、報告会の継続開催を望む声が多く聞かれ、この報告会を楽しみにしていることを感じました。忙しい臨床現場から離れ、いったん立ち止まり、このナラティブ報告会で、他者に語り、他者の語りを聴き、共有することで「自分が大切にしている看護とは何か」「自分の看護の核は何か」を想起し、再認識してもらいたいと考えています。
> ナラティブ報告会が「つながるリフレクションの場」であり続けることが、教育担当係長としての私の願いです。

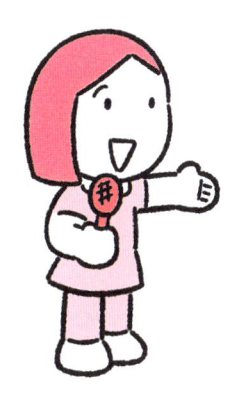

**参考・引用文献**

1）日本赤十字社医療事業推進本部看護部：赤十字施設の看護師キャリア開発ラダー，p.7，2019.
2）前掲書，p.3
3）東めぐみ：ファシリテーターのための看護リフレクション，看護管理，vol.27，No.04，p.312，2017.

リフレクションと共有

# 索引

## 数字索引

## 欧文索引

# 看護管理者のための
# 今すぐ使える「研修レシピ」

**成長する・辞めない・楽しく・意欲的に学ぶ！**　　　　　定価（本体2,900円＋税）

2025年3月31日　第1版1刷発行

編　集　内藤 知佐子©　　　　　　　　　　　　　　　　　　　　　　　　〈検印省略〉

発行者　亀井　淳

発行所　**株式会社 メヂカルフレンド社**

〒102-0073　東京都千代田区九段北3丁目2番4号
麹町郵便局私書箱48号　電話（03）3264-6611　振替 00100-0-114708
https://www.medical-friend.jp

Printed in Japan 落丁・乱丁本はお取り替えいたします。　　　印刷・製本／日本ハイコム株式会社
ISBN978-4-8392-1748-8 C3047　　　　　　　　　　　　　　　　　　　　105024-089